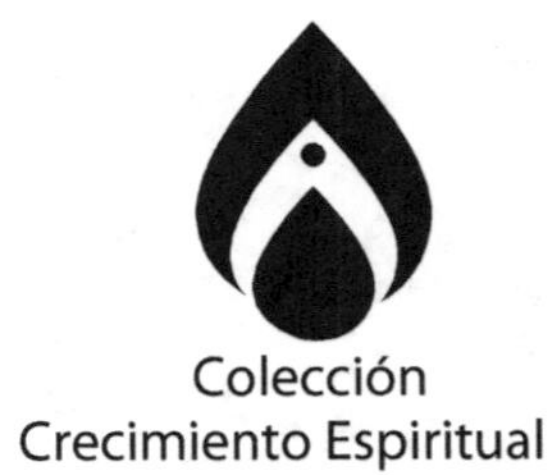

Colección
Crecimiento Espiritual

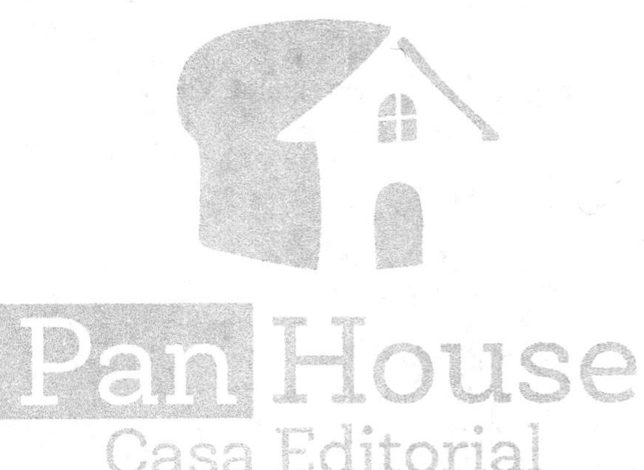

WILLIAM APLÍCANO

IM PARA BLE

ENTRENANDO TU CORAZÓN PARA EL FUTURO

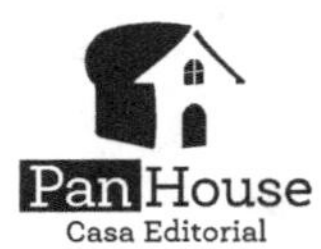

CONTENIDO

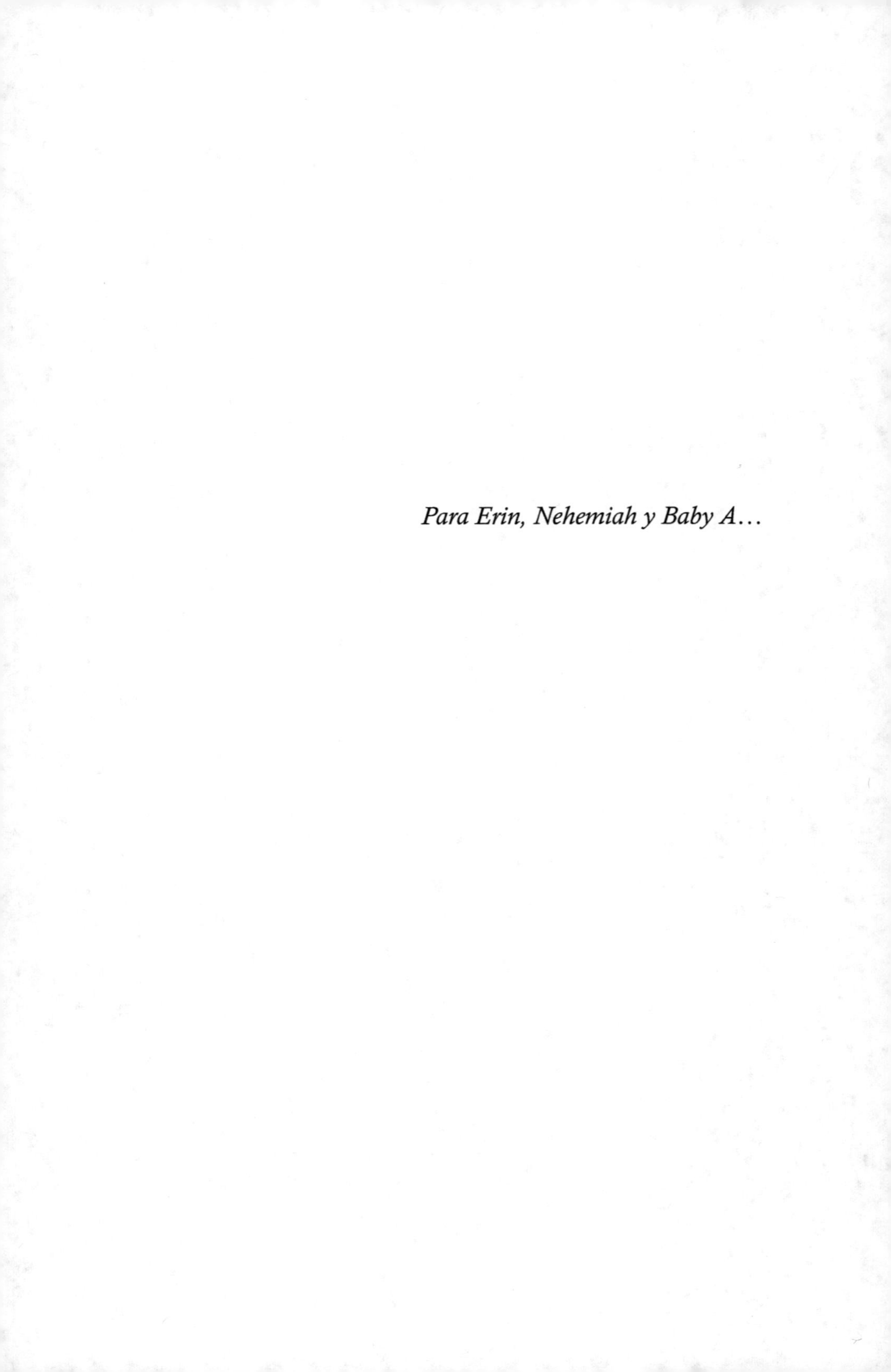

Para Erin, Nehemiah y Baby A…

AGRADECIMIENTOS

A Dios que me ha dado la razón de existir, que diariamente me hace ver su fidelidad y misericordia. A Erin, Nehemiah y Baby A… Por servir de fuente de inspiración, ánimo y poder permitirme el espacio para escribir este libro. A mis padres, Wilfredo y Mirna, que siempre han creído en lo que Dios ha depositado en mí, y nuevamente a mi padre, Wilfredo, que me acompañó con un ojo crítico durante el proceso de desarrollo del libro. A mis hermanos, Wilfredo, Dennis y sus familias.

A Comunidad Bethesda, iglesia que tengo el enorme placer de servir. Gracias por su paciencia, por la fe de creer que Dios ha diseñado un futuro para cada uno de nosotros y mostrar su amor. A Bethesda Community Church, por siempre creer y apoyar nuestro deseo de poder impactar la comunidad hispana. A muchos amigos ministeriales en diferentes lugares; personas que constantemente me inspiran y desafían.

Muchas Gracias.

PRÓLOGO

¿Cómo Está Tu Corazón?

El Libro de Proverbios en el capítulo 4 verso 23 nos habla de cuidar el corazón, y termina este versículo diciendo en la nueva traducción viviente "porque este determina el rumbo de tu vida". La palabra determinar se utiliza para señalar una acción que estableceremos en nuestra vida, la cual ejecutaremos como parte de un proceso que hemos iniciado. De ahí la importancia en tener claridad sobre cómo está siendo nuestro corazón entrenado, entendiendo que cada cosa que yo permita que entre, está sumando al rumbo que estamos construyendo.

Llegar al éxito en cualquier área de nuestra vida requiere de un proceso o entrenamiento que será sumamente importante y necesario vivirlo, pues nos dará herramientas valiosas para ir a ese lugar en el que deseamos estar. Pero para tener un verdadero éxito a la hora de ser entrenados, existe un paso que debemos dar antes de comenzar y es reconocer que lo necesitamos, al venir desde ese pensamiento estamos siendo humildes y cartas abiertas, las cuales no tienen pena de mostrarse tal y como están siendo, es la oportunidad de evidenciar que seguimos siendo seres humanos que necesitamos ayuda, cuidado y acompañamiento.

Es mi elección a quien permito que entrene mi corazón, pues debe estar cerca de aquel quien lo cuide y valore, e identificar el momento de alejarnos de las cosas que puedan dañarlo.

Al abrir este libro y avanzar en sus páginas podrás enriquecer tu conocimiento y llegar a un entendimiento de lo que necesitas para que tu corazón puede ser preparado al más alto nivel. Determina el éxito como parte de tu vida, este no se improvisa, se construye y eso es lo que puedo ver en la vida de la persona que se inspiró para escribir este libro que hoy tienes en tu mano, la determinación de creer lo que Dios había dicho sobre su vida y buscar su proceso de entrenamiento.

Que hoy sea el día que marque el banderazo de salida a un futuro lleno de bendición con un corazón entrenado para dar lo mejor.

Gracias pastor William por escuchar a Dios, ser obediente y darnos este libro.

RAYNIER COREA
Pastor / Coach Cristiano

COMENTARIOS

Es siempre muy agradable encontrar y conocer un joven que demuestra una sabiduría que va más allá de sus años. Así ha sido mi experiencia con el Pastor William Aplícano. Es mi privilegio trabajar semanalmente con él y ser expuesto a la increíble gracia que Dios ha puesto, personalmente, sobre él y su ministerio. La entereza con la que el Pastor William opera es verdaderamente impresionante. Su estilo te inspirará y motivará. Mientras leas este libro serás bendecido con la perspectiva y entendimiento Bíblico que él comparte. Y a medida abras tu corazón a esta lectura, estoy seguro que Dios iluminará tu corazón y mente, enriquecerá tu amor por Jesús, así como también te ayudará a seguir buscando la voluntad de Dios para tu vida.

J Daniel Smith
Pastor General
Bethesda Community Church
Fort Worth, Texas

Llevo más de doce años conociendo a Will Aplícano (como cariñosamente le llamamos), y he podido ver como se ha desarrollado de una manera increíble su vida familiar, ministerial y profesional, pudiendo decir que ha sido un ejemplo de éxito y disciplina. Su labor en Dallas Fort Worth y en muchas naciones capacitando líderes, y a la vez siendo una fuente de influencia cargada de pasión para una generación tan dinámica como la que hoy vivimos ha sido clave.

Es increíble la oportunidad que tenemos en nuestras manos a través de la lectura de este espectacular libro, donde definitivamente de una manera clara y sencilla, pero muy poderosa, nos comparte desde su corazón aquellas experiencias y enseñanzas que lo llevaron a "entrenar su corazón" para el futuro que hoy vive junto a su hermosa familia, así como del grupo que lidera actualmente. Confío en que la lectura de esta poderosa herramienta que tienes en tus manos impulsará tus metas y desarrollará la capacidad de tu corazón de lograr el propósito Eterno de Dios en tu vida.

Vamos a Disfrutarlo.

Bayron Lechuga
Spanish World Director
Mike Silva International

Me complace escribir este comentario y recomendación acerca del libro "Imparable", obra plasmada por el Pastor William Aplícano, a quien conozco desde que él era un jovencito y yo su Pastora.

No me cabe la menor duda que "Imparable" es el producto de un corazón transformado y entrenado para aprender a vivir como a Dios le agrada, teniendo como resultado adicional ofrecerle al lector una experiencia valiosa para la vida.

Como escritora de más de 30 libros, puedo valorar el esfuerzo y la dedicación del Pastor William quien hoy nos bendice con esta Primicia.

Deseo recomendar este libro como una herramienta útil en las manos de hijos de Dios que desean cumplir el diseño del Padre. Estoy segura que el tiempo invertido en leer y meditar el contenido de "Imparable", tendrá retribución y dará buen fruto.

Dra. Emma A. Pinel de Sosa
Directora de MUNA Internacional
Honduras

"Como aguas profundas es el consejo en el corazón del hombre, y el hombre de entendimiento lo sacará". La palabra nos enseña las verdades secretas en el corazón del ser humano, y categóricamente nos muestra que de este emana la vida.

El pastor William Aplícano, nos trae de forma sencilla y comprensible algunas verdades reveladas de la importancia del corazón. Poseer un corazón limpio, seguro y determinado para crear una conducta imparable.

El autor, nos lleva en un viaje de vivencias, que se trasladan en enseñanzas aplicadas para la transformación y la conquista del corazón. Así mismo, nos muestra de forma profundamente sencilla la verdad de las escrituras bajo el lente de un análisis profundo, años de estudio y sobre todo la revelación del Espíritu Santo, exponiéndonos al poder transformador de la palabra de Dios.

Es con gran honor, recomendar no solamente los escritos, sino al ser humano, al amigo, pastor y sobre todo un hijo de Dios, William Aplícano.

GERARDO ORTEGA
Ambassador to the Hispanic Community
Glory of Zion International
Corinth, Texas

William y yo crecimos juntos desde muy pequeños, época de muchos recuerdos en donde compartimos momentos maravillosos de nuestra niñez y adolescencia. Aunque eran quizás tiempos diferentes a los que vivimos hoy en día, siempre surgieron retos importantes que nos permitieron mantenernos dentro de la línea de lo ético y lo moral. Es por eso, que he acompañado a Will durante todos estos años, porque observé en él la curiosidad de explorar la fe, los deseos de sobresalir de manera positiva, paciente para enfrentar cualquier situación, tenaz para entender cuando el peligro lo podía llevar a otros caminos no deseados y siempre dedicó tiempo para escuchar a sus amigos cuando más lo necesitaban. Nunca vio muros ni fronteras para alcanzar sus sueños y aun hoy en día lo veo crecer en la fe del Señor, llevando la palabra de una manera única como él lo sabe hacer, no tengo duda que es un instrumento de Dios para agrandar su reino.

Melvin Jose Ferraro
Amigo Personal
CEO de Grupo Ferraro
Honduras

Este libro es una obra práctica y emocionante con elementos simples que nos llevan a conocer nuestro corazón poder dejar a Dios obrar en él. Gracias amigo por darnos lo mejor de ti y seguir inspirándonos.

Javier Yunes
**Pastor Gateway Church Fort Worth,
Texas**

William Aplícano tiene una facilidad impresionante para hacer digerible el Reino de Dios y hacerlo accesible para personas de diferentes sectores. A través de su libro " Imparable" expone de manera clara y magistral al lector cómo aplicar los principios del Reino de Dios en sus vidas para lograr alcanzar su propósito y destino, enfatizando la importancia del corazón bien dirigido para lograr el éxito que todo ser humano anhela.

Es un libro dirigido para todo público, claro, fácil de comprender y leer, pero sobre todo tiene una revelación fresca y profunda del Espíritu Santo. El lector tendrá acceso a herramientas de éxito y sabrá cómo implementarlas en su día a día.

Apóstol Marlon y Profeta Carol Ramírez
**Pastores fundadores de Ministerio
Espíritu Santo y Fuego a las Naciones
Chicago, IL.**

Sin duda alguna el pastor William es uno de mis cercanos amigos, a quien admiro profundamente por su entrega total e incondicional servicio al Señor. Hemos viajado juntos a muchas naciones realizando grandes proyectos por la unidad del cuerpo de Cristo entre ellos: Todos por Costa Rica, Guatemala, El Salvador, Honduras, Panamá, Nicaragua, Estados Unidos y otras naciones. En cruzadas, congresos, he visto su fiel compromiso por alcanzar esta generación y dejar un legado, capacitando a miles de obreros al servicio a nuestro Dios. Me siento muy feliz de ver plasmadas sus experiencias en este nuevo libro que sé que será de edificación e inspiración. Me recuerdo de estas palabras cuando compartíamos, que debemos ser influencia llevando el mensaje de Jesús. Gracias Will por tu pasión y visión.

CARLOS BALLESTEROS
Pastor, Salmista, Productor
Fundamentos
Honduras

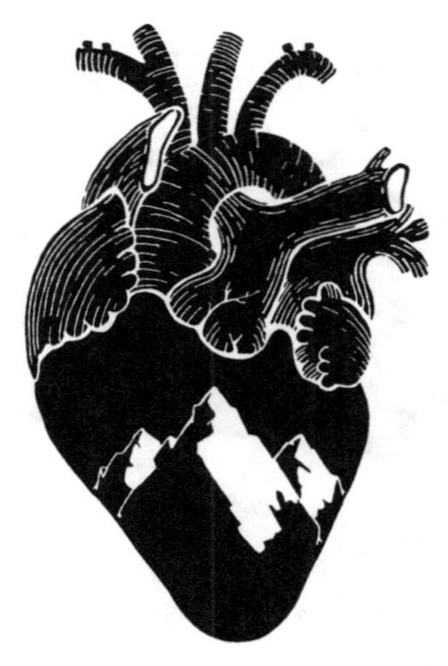

CAPÍTULO 1

Bienvenido a la vida

*Porque ¿qué aprovechará al hombre,
si ganare todo el mundo, y perdiere su alma?
¿O qué recompensa dará el hombre por su alma?*
Mateo 16:26

Imagina que te dieran un regalo sumamente valioso, no necesariamente el más caro, sino medido en lo que tú consideras que vale. Algo tan personal, que te permita nacer en este mundo, conocer el amor, sostenerte en medio de una tormenta, acompañarte en momentos difíciles, eso que palpita de emoción al emprender una aventura, en pocas palabras, lo que te permitirá sentirte vivo.

Este libro es un viaje por el descubrimiento del tesoro que existe guardado en el palpitar, en el sentir del pulso que siempre está allí, vivo. Es el precio más buscado, pero se puede convertir en un arma muy peligrosa. Dependerá de cada uno de nosotros el poder orientarlo, guardarlo, impulsarlo y desarrollarlo.

Dios te diseñó para que te volvieras imparable, para que tu corazón pudiera llevarte a vivir al máximo, conectado a toda esa riqueza que él ha depositado en ti.

Dios te diseñó para
que te volvieras imparable,
para que tu corazón pudiera
llevarte a vivir al máximo,
conectado a toda esa riqueza
que él ha depositado en ti.

Naces con la posibilidad de lograrlo, y a pesar de dónde estés hoy, si te encuentras respirando, todavía existe la posibilidad de retomar este camino, en todos existe esa capacidad, lo que debemos es darnos cuenta de que existe un Padre que desea reconectarnos con esa habilidad de ver la vida correctamente.

El más grande asalto

Platón en su libro "La República", da a conocer una conversación entre Sócrates y Glaucón, el hermano de Platón, que ahora conocemos como: La Alegoría de La Cueva, la cual te explicaré a continuación.

Un grupo de niños son llevados a una cueva húmeda y fría en donde los encadenan en los pies y en el cuello, para que no puedan escapar. Inmóviles, lo único que podían ver era el reflejo del fuego que ardía detrás de ellos, sus captores utilizaban todo tipo de elementos para proyectar en la pared frente a los encarcelados, imágenes de animales y cosas de la vida diaria, haciéndoles creer que esas proyecciones eran reales. Como estas personas no conocían nada mejor; vivían fascinados con las constantes siluetas que danzaban en aquellas paredes y esperaban durante todo el día el poder apreciarlas para luego, entre todos, empezar a filosofar acerca de ellas. Crecieron encadenados, sin poder verse, y su único anhelo era poder alcanzar aquellos objetos ficticios, dando un sentido falso de logro.

Un día de manera casi circunstancial, uno de los encarcelados se escapa de sus cadenas y camina hacia una luz que miró a lo lejos. Con una mezcla de incertidumbre y determinación llegó hasta el final, y logró salir completamente de la cueva. En el preciso instante que se encuentra afuera, es cegado por la luz del día, ya que su vista había sido condicionada solamente a poder ver en lo oscuro; durante un buen rato se encuentra en dolor por haber sido "iluminado". Platón literalmente utiliza esa misma palabra.

Después de un buen rato tratando de ajustar su vista al sol, empieza a notar todo lo que estaba a su alrededor. El verdor de las montañas, el sonido embriagante de los ríos, los animales que en el pasado solamente conocía por su figura proyectada en una pared. Ahora podía apreciarles de primera mano.

Maravillado por la verdadera hermosura del mundo y cómo era expuesto por la luz del día, decide regresar a la cueva para poder contarle al resto acerca de todo lo que existía allá afuera y, de alguna manera liberarles. Al regresar apresurado hacia la cueva, su caminar no era tan fácil y tropezaba constantemente, ya que su vista se había ajustado a la luz del día y no podía ver en la oscuridad. Ante esta dificultad, los demás encarcelados lo consideraron como absurdo y empezaron a burlarse con desdeño.

El hombre "iluminado" les relata de todas las cosas que existen afuera de la mefítica cueva, de cómo las siluetas con las que crecieron anhelando, son simplemente proyecciones efímeras producto de la manipulación impúdica de los que hace ya hace algún tiempo les habían secuestrado el derecho a vivir plenamente. Los encarcelados no creyeron sus palabras y en lugar de sentir emoción por la posibilidad de remover los grilletes de su cuerpo, se encienden enojados y planifican cómo matar a aquel hombre que les presentó una opción diferente para vivir.

> **El ladrón no viene sino para hurtar**
> **y matar y destruir; yo he venido para que tengan vida,**
> **y para que la tengan en abundancia.**
> Juan 10:10

El ladrón viene a tomar tu corazón para afectar tu futuro de manera negativa. Veamos estas 3 palabras que describe las metas por alterar nuestro destino. Primero es: **hurtar**, que en griego es *kleptó*, literalmente significa: venir a robar sin ser notificado o sin darse cuenta. Es importante tener conciencia de la condición de nuestro corazón, con base en cómo se orienta a Dios y a nuestro destino, porque este ladrón es experto en que pierdas algo, que de pronto ni siquiera sabías que tenías, no es un asalto a mano armada, es más como un objeto que perdiste y no sabes quién lo tomó.

El mundo se construye por medio de interpretaciones que vamos adoptando en el camino o se nos imponen por medio de la cultura, la familia, contexto social, entre otros. Que al final, van a querer delinear lo que puedes y no lograr, como un mapa con las fronteras bien resguardadas. Al ser un viaje por el descubrimiento, el mundo buscará implantar este mapa desde muy temprano.

Existe una riqueza en cómo ven los niños, cómo son sorprendidos continuamente, cómo en su imaginación no hay imposibles, manteniendo un sentido de admiración mientras todo es visto desde los ojos de la diversión. ¿En qué momento intercambiamos la diversión por las responsabilidades? Es algo difícil de entender, sacrificar la visión de la vida con felicidad, por un falso sentido de libertad.

Si no tenemos cuidado, a medida crecemos nos vamos llenando de cosas y experiencias, y vamos perdiendo el sentido de admiración por la vida, la imaginación es dejada a un lado y ya nada nos sorprende, porque literalmente esperamos muy poco de ella.

No nacemos con ansiedad, no nacemos con odio, ni con prejuicios, esto es algo que se ha implantado en nuestro corazón para limitarnos de vivir en libertad. La segunda acción que el ladrón desea realizar es: **matar**, que viene del vocablo *thuó*, el cual es la acción de tomar algo vivo y sacrificarlo o inmolarlo. El ladrón entiende que se te fue entregada una vida para descubrir, desarrollar y completar un propósito eterno, por eso desea que puedas entregar tu vida a las cosas equivocadas, que no necesariamente sean malas, pero tampoco son la razón de tu existir.

> Entender tu propósito es aprender a orientar tu corazón por medio de la voz de Dios para invertir tu vida a las cosas que ciertamente importan.

Es importante pensar en esto: al final de tus días, puedes analizar la vida que has llevado, las cosas que has logrado, aquellas que te preocuparon, realmente, ¿valió la pena sacrificar tanto por ellas? Yo no te puedo decir por qué cosas vivir o estar dispuesto a morir, pero es tan fácil ser presa del sistema que el mundo ofrece para sacrificar nuestro tiempo en todo, menos en lo verdaderamente provechoso. Entender tu propósito es aprender a orientar tu corazón por medio de la voz de Dios para invertir tu vida a las cosas que ciertamente importan.

Siempre me pareció curioso el orden de estas tres acciones, ya que las primeras dos tienen una secuencia lógica: robar, luego matar. Pensaría que destruir sería una acción antes de matar ¿no? ¿Qué más se puede destruir después de que muere algo o alguien? Pero al ver con mayor atención, podemos observar que, si existe una secuencia entre las tres, primero porque desvía tu atención para robarte, haciendo que enfoques tu tiempo y el esfuerzo de tu vida en algo aparte de tu destino, para luego literalmente destruir tu futuro. Esa palabra: **destruir,** es *apollumi,* que se pudiera traducir como la acción de desconectar algo de la fuente.

Habla que, por medio del aislamiento, el ladrón puede efectivamente matar tu futuro, como el cerebro cuando deja de recibir sangre y oxigenación de parte del corazón, afectándolo muchas veces de manera permanente y causando un derrame cerebral.

La destrucción que habla Jesús en este versículo, no es lo que pensamos necesariamente, como una tragedia, pérdida de dinero o cosas por el estilo. En realidad, habla de las cosas que afectan tu interior para descubrir e invertir tu tiempo adecuadamente. Cosas que al principio puedan ser simples distracciones, pero que al final vengan a asaltar lo más preciado que tienes, tu corazón. Jesús dice en Lucas 19:10 que: *"Él vino a buscar y a salvar lo que se había perdido".* De nuevo aparece esta palabra *apollumi,* dando a entender que, el problema esencial del hombre es un problema de conexión. Pero ¿conexión a qué? Al propósito que es manifestado por medio de escuchar la voz de Dios. Es lo que perdió Adán en el huerto, la habilidad de escuchar a Dios, hablar con él conectándolo efectivamente para vivir en plenitud.

> Cosas que al principio puedan ser simples distracciones, pero que al final vengan a asaltar lo más preciado que tienes, tu corazón.

Adán y Eva cuando pierden esta conexión, no mueren instantáneamente, sus cuerpos siguen funcionando, pero adentro de ellos pierden el poder discernir la razón de ser.

Es gracias a Jesús, que tenemos de nuevo acceso a la plenitud de vivir al máximo, conectados con la voz del Padre, la cual restaura en nosotros la confianza, generando claridad para saber nuestra verdadera identidad y la herencia que nos aguarda.

El instrumento de vida

***Sobre toda cosa guardada,
guarda tu corazón; porque de él mana la vida.***
Proverbios 4:23

El corazón es el instrumento para traducir el futuro que existe en forma de semilla dentro de ti, para manifestar y hacer la diferencia en el mundo que habitamos, pero necesita estar orientado, posicionado apropiadamente con aquello que Dios ha dicho acerca de ti. De todas las cosas que podemos proteger, el corazón es el más importante, ya que es el canal por donde se forma, alimenta y nace tu futuro. La palabra de Dios no es una filosofía o una mera postura religiosa, pero en sí, tiene el poder de crear vida y cuando es depositada en tu corazón, puedes experimentar transformación. Tanto la fe como el propósito, no son creados por nuestros deseos, sino por diseño divino, Dios es el que se encarga de depositar en nosotros esa riqueza.

> De todas las cosas que podemos proteger, el corazón es el más importante, ya que es el canal por donde se forma, alimenta y nace tu futuro.

Nuestro trabajo es guardar el lugar en el cual se desarrolla, para que en su tiempo salga a la luz. Usualmente vemos esta palabra, guardar, como algo pasivo, como quien toma un objeto valioso y lo esconde para que nadie lo vea, así le da un grado de confianza al poseedor. **Pero el corazón fue diseñado para vivir, para arriesgarse, extenderse a nuevos retos, no para permanecer escondido donde nadie lo pueda tocar.** Jesús relata en Mateo 25:14-30 la historia de un empresario que, yéndose lejos, dejó repartido unos talentos a personas de su confianza. Talentos no son monedas o artículos, más bien es una medida para pesar objetos, es como si este hombre hubiese dejado su herencia en libras u onzas. A la hora de repartir, a uno le da 5, a otro 2 y al último le entrega 1, todos de acuerdo a su capacidad de sostener el peso de lo confiado. Todos tenemos diferentes capacidades y no podemos competir con otros, debemos enfocarnos en qué haremos, con lo que se nos ha confiado.

> Todos tenemos diferentes capacidades y no podemos competir con otros, debemos enfocarnos en qué haremos, con lo que se nos ha confiado.

La capacidad del corazón está conectada directamente con el propósito que Dios ha diseñado para ti, no quiere decir que uno por tener más, vale más. El empresario al regresar y hacer cuentas con los tres hombres, les pide de acuerdo a lo que le confió a cada uno, nunca en comparación entre ellos. Esto es importante conocerlo, porque Dios nunca te pedirá conforme a lo que le dio a alguien más, Él solamente espera que puedas manifestar lo que él mismo te ha confiado a ti, así que no hay necesidad de compararte con los talentos que alguien más tiene, debes descubrir todo aquello que está guardado dentro de ti.

Los primeros dos hombres tienen una actitud distinta a la del tercero. Ellos tomaron lo que se les había confiado y lo pusieron en acción, haciendo que se multiplicara. Es curioso porque ellos descubren qué hacer con estos talentos, ya que el dueño solamente se los entrega, además de no ponerles expectativas. A simple vista, el tercero pudiera decirse que no actuó mal; se le entregó uno y regresa uno. No lo perdió, de hecho, lo guardó muy bien. Pero con algo tan valioso, no ver la oportunidad de incrementarlo viene a ser un desperdicio, porque su naturaleza no es quedarse de la misma manera en la que lo recibió.

De igual modo funciona el corazón que Dios te ha confiado, mientras vamos creciendo, se va expandiendo nuestro mundo y va rompiendo los límites como una aventura constante, hasta que pensamos que hemos crecido lo suficiente o hemos tenido demasiadas experiencias negativas que ajustan nuestros límites. Guardar el corazón es equiparlo constantemente, es ejercitarlo diariamente, es alimentar lo que hará que nos lleve a cumplir esos sueños, es exponerlo a nuevos retos y es saber que has sido diseñado para mayores cosas.

Cuando están monitoreando el corazón en un hospital, usualmente se ve reflejada la actividad en una pantalla en la que se muestra gráficamente las pulsaciones como líneas que saltan, haciendo que se vean con picos altos y bajos. Esto significa que el corazón está funcionando y que la persona que está siendo monitoreada se encuentra con vida. Por el contrario, cuando el monitor muestra una línea continua sin actividad, es porque ya no registra pulsaciones, usualmente notificando que la persona ha fallecido.

Si miramos la vida, pudiéramos decir que aspiramos a tener días calmados, sin mayores sobresaltos, con seguridad en todos los aspectos, pero en realidad esta comodidad puede terminar causando aburrimiento y no le permite al corazón expandirse. Pero viéndolo desde esta perspectiva, cuando existen altibajos es una señal que el corazón está en funcionamiento y estamos vivos. Lo importante es aprender en qué momento nos encontramos y cómo realizar los cambios necesarios.

Cuando te encuentras en los picos altos, es bueno que aprendas a celebrar, disfruta de la bondad de Dios y del esfuerzo de tu trabajo. Toma tiempo para ser agradecido e inspirarte. De la misma manera, cuando te encuentres en los picos bajos, es un momento de aprendizaje, donde es necesario saber que todo esto es temporal y que debes ir ajustando los cambios para salir de ese lugar. El peor error que podemos hacerle al corazón, es crear la expectativa de que viviremos en puntos altos o puntos bajos por el resto de nuestra vida.

Si soñamos con que solo estaremos en puntos altos y creamos la expectativa, nada vendrá a desafiar nuestra paz, haciendo que nuestro corazón se vuelva sedentario, para luego al despertarnos a la realidad de las cosas que suceden en nuestra vida, las cuales no comprendemos o no necesariamente merecemos. También si aceptamos vivir en puntos bajos, creamos una expectativa equivocada, donde el tiempo de prueba se convierte en el estilo de vida.

Nadie se ahoga por caer al agua, la gente se ahoga por mantener su cabeza bajo el agua. De igual manera, el hecho de que te encuentres en un tiempo difícil, no debe decir que sea tu condición final. En lugar de conformarte con el lugar apretado y aceptar las pruebas como finales, debes preguntarte, ¿qué debo aprender? Qué cosas son las que necesitas ajustar en este tiempo de aprendizaje para romper el ciclo bajo y así graduarte a algo mayor. No te ilusiones con vivir únicamente en picos altos, pero celebra, sé agradecido y cuando te encuentres cruzando por picos bajos, date cuenta que es temporal y con la actitud correcta, tu corazón te llevará a una pronta graduación.

> El peor error que podemos hacerle al corazón, es crear la expectativa de que viviremos en puntos altos o puntos bajos por el resto de nuestra vida.

Lo que tienes en tu mano es sumamente valioso. Tu corazón es tu responsabilidad, en él está guardada la razón de tu existencia, que va acorde a las capacidades que tienes. Aun cuando creas que conoces bien lo que habita en el corazón, debes estar abierto a seguir exponiéndolo hasta llegar al destino que debes llegar.

Bienvenido a la vida.

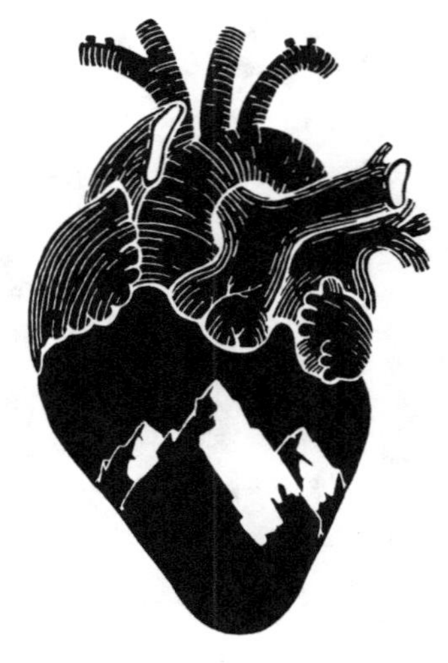

CAPÍTULO 2
¿Qué buscas?

Una de las formas en las que Jesús se comunicó fue por medio de preguntas. Es curioso que, en lugar de dar respuestas, él hiciera que los demás se hicieran mejores preguntas. Tal vez, porque al preguntarse mejor, podrían encontrar por si mismos las respuestas, o porque él sabía que la intención del corazón humano es la búsqueda continua.

La pregunta que hace Jesús a sus discípulos es tan básica como crucial ¿qué buscan? Más allá de las ocupaciones que tengas, te invito a que veas dentro de ti y te preguntes: ¿Qué quiero? Porque la dirección de tu vida está básicamente establecida en los deseos de tu corazón. Los doctores dicen: "Somos los que comemos". En gran parte tienen razón y más adelante hablaremos de ello, pero de una manera simplista podemos decir que: "Somos lo que anhelamos". Es importante que, para iniciar hablemos de esto, porque el camino puede ser intenso, a ratos agotador. No pretendo captar toda tu atención durante todo el proceso, solo espero que, en momentos donde desees renunciar, vuelvas a reajustar tu mente y preguntarte de nuevo: ¿Qué busco?

Esa respuesta a los discípulos, al ser confrontados de manera tan directa, revela su deseo más íntimo. – "Maestro ¿Dónde moras?" - La verdadera impartición espiritual no proviene del conocimiento intelectual, sino de la habitación del corazón. Hoy en día vivimos en un mundo lleno de información, que en teoría debería hacernos más sabios, pero es todo lo contrario. No basta solamente con saber, no es suficiente el traspaso de información, es necesario aprender de dónde somos. Los discípulos buscaban más que una clase, querían un lugar nuevo para habitar, por eso Jesús no les ofreció una estrategia de ventas, o un plan de negocios, les impartió vida y compartió su casa.

La intención de este libro es poder descubrir, reajustar y redirigir la dirección de nuestro corazón ¿hacia dónde? Te preguntarás, pues hacia el lugar que Dios ha establecido que tú puedas llegar. No pretendo darte fórmulas matemáticas, ni trucos para el éxito inmediato, porque al final, ¿quién soy yo para definir tu éxito? Entiendo que la sociedad ha establecido estándares de satisfacción, y venden una imagen de lo que debería anhelar tu corazón.

Mi deseo es ir más allá y que puedas descubrir la razón genuina por la que palpita tu vida, teniendo en cuenta que lo que desea tu mente hoy, no necesariamente es lo que verdaderamente buscas, ya que el mundo en el que vivimos es experto en crear necesidades superficiales con satisfacciones efímeras, en las que siempre terminamos deseando más, volviéndonos adictos, no necesariamente a sustancias, sino a ambientes equivocados.

Como humanos anhelamos atmósferas productivas, ambientes propicios para el desarrollo y descanso de nuestro ser. Esto va más allá de decorar un espacio en la casa, de tener los muebles correctos y la cocina renovada. Lo que vemos como un espacio acogedor es solamente una expresión del alma, de algo que deseamos. Un ambiente de confianza.

Es necesario reaprender como aprendemos. **No podemos seguir siendo meramente buscadores de conocimiento, sino detectives de propósito.** Habrá que poder ver con una lupa los detalles que nos lleven a vivir en esa plenitud, que Dios ha creado para nosotros. Tendremos que renovar la mente y refrescar nuestros ojos para poder verlo.

> *Porque somos hechura suya, creados en Cristo Jesús para buenas obras, las cuales Dios preparó de antemano para que anduviésemos en ellas.*
> Efesios 2:10

Dios desea lo mejor para todos nosotros ya que él no es un padre mezquino, él es generoso porque sabe lo que necesitamos. El creador nos ha hecho únicos, nos ha llenado de capacidades, talentos y habilidades, pero por encima de todo, de sueños. **Cuando aprendemos a descubrir esos dones, nos daremos cuenta que ellos apuntan a algo llamado propósito.** Nadie vino a esta tierra sin razón de existir. Es probable que las condiciones que te trajeron a esta tierra no sean las mejores o cuando naciste llegaste en desventaja, pero estoy completamente seguro que en ti hay un universo de posibilidades, de metas por alcanzar y un llamado eterno por completar.

La expresión **hechura suya,** es la palabra griega *poiéma,* que se puede traducir como: algo hecho a mano, una especie de artesanía valiosa, o como una obra de arte inspirada en un poema. **Esto quiere decir, que no somos nuestras circunstancias, somos más que nuestros errores, somos más que nuestro pasado.** Es como que Dios tomara una hoja en blanco y se inspirara en dibujar algo hermoso para terminar creándote a ti, al mismo tiempo que crea buenas obras para que tú camines en ellas.

> Aprender a dirigir el corazón correctamente no es hacer exactamente lo que quieres, sino que es poder encontrar el mapa para posicionarlo apropiadamente para caminar en buenas obras.

Cuando aprendemos a ver como Dios nos ve, descubrimos su intención al crearnos, encontramos la llave para abrir el cerrojo donde se guarda nuestro propósito y avanzamos seguramente al destino que él ha preparado de antemano. Hablo de una relación en movimiento, de algo evolutivo, mientras más descubres quién eres en él, más entenderás lo que él desea hacer en ti y por medio de ti. Aprender a dirigir el corazón correctamente no es hacer exactamente lo que quieres, sino que es poder encontrar el mapa para posicionarlo apropiadamente para caminar en buenas obras.

Deléitate asimismo en Jehová,
y él te concederá las peticiones de tu corazón.
SALMOS 37:4

Cuando piensas en Dios ¿cómo te lo imaginas? No hablo de su aspecto físico, sino en cuanto a su actitud hacia nosotros. Hay personas que ven a Dios como un anciano amargado que está esperando que nos equivoquemos para castigarnos, o como un aguafiestas que le prohíbe al humano poder disfrutar de la vida. No podemos encontrar la plenitud de nuestra existencia con la mirada equivocada de Dios. Como vemos a Dios, determina quiénes somos verdaderamente. Personalmente creo que nuestra identidad está definida en dos tipos de perspectivas:

* Como vemos a Dios
* Como nos vemos en Dios.

Cuando tienes la imagen correcta de Dios, empezarás a encontrar deleite en quién es él, no únicamente en lo que él hace. Es fácil encontrar agradecimiento en sus bendiciones, pero es una mirada limitada que te puede llevar a la desilusión cuando él conteste "no", en alguna petición. Descubrir a Dios, y saber dónde habita su corazón, es aprender a conocerle personalmente, por ende, identificar lo que le gusta. Toda relación de amor se basa en conocer los gustos del otro y poder ofrecer de acuerdo a ello. No se trata tanto del regalo, sino del conocimiento de lo que a la otra persona le gusta. Es probable que, por eso Dios aceptó lo que ofreció Abel y no Caín. Caín ofreció lo que quería, Abel ofreció lo que Dios quería. Encontrar placer en agradar a Dios, hace que la relación sea dinámica y él no se resiste, además te da mucho más por la generosidad de su corazón.

> Toda relación de amor se basa en conocer los gustos del otro y poder ofrecer de acuerdo a ello.

Como el ciervo brama por las corrientes
de las aguas, así clama por ti, oh Dios, el alma mía.
Mi alma tiene sed de Dios, del Dios vivo;
¿cuándo vendré, y me presentaré delante de Dios?
SALMOS 42:1-2

El escritor de este Salmo describe acertadamente cómo es la voz del corazón humano. No lo describe como una idea que te hace pensar, ni tampoco como un argumento racional al que te puedes adherir. No es, siquiera, un planteamiento teológico, es una necesidad interna. Es un deseo profundo de supervivencia. Es saber que la vida únicamente está en la conexión directa con aquel que satisface tu alma. Es en este punto, donde ya no vemos a Dios como algo bueno en que creer, o una buena religión que profesar, es poder satisfacer el deseo más profundo del ser humano. Tener conexión con Dios.

Cuando Dios creó al hombre, lo ubicó en un jardín llamado Edén. El cual se puede traducir como: Delicias o Lugar Delicioso. Dios no ubica a los hombres en un lugar de necesidad o escasez, lo planta en un lugar donde pueda florecer y desarrollar lo máximo de sus capacidades. Lo crea a "Su propia Imagen y semejanza" (Gen. 1:26), lo cual significa que sabe quién es y para qué es. Es importante entender este orden con el que Dios creó al humano. Primero le da Identidad, luego lo ubica dándole un sentido de pertenencia, para luego darle una función.

> Dios no ubica a los hombres en un lugar de necesidad o escasez, lo planta en un lugar donde pueda florecer y desarrollar lo máximo de sus capacidades.

Identidad - Pertenencia – Función

Cuando desconocemos este orden, nuestra identidad es fundamentada en el entorno donde crecemos o en las actividades que hacemos, esto es extremadamente ilusorio, ya que siempre terminarás adorando a quien te da identidad.

Es bueno tener oficios y construir carreras exitosas, pero se vuelve un peligro cuando creemos que somos eso. ¿Has visto personas que cuando pierden un trabajo o un bien material entran en una crisis existencial? Es probable que su identidad se encuentre basada en lo que tiene o lo que ha alcanzado. No pretendo decir que no nos debe de importar. Debemos aprender a invertir correctamente nuestro tiempo y poder ser excelentes administradores de todas nuestras capacidades, sabiendo que somos más que las actividades que desarrollamos, fortaleciendo nuestro corazón para extendernos a la completa capacidad que Dios ha pensado para nosotros.

A menos que tengas la identidad correcta, nunca sabrás exactamente cuánto te pertenece, y con esto no me refiero a posesiones materiales, sino que hablo de tu lugar en esta tierra. Desconocer la imagen que Dios ha depositado en ti, te lleva a buscar en el mundo quien defina tu propósito, lo cual siempre termina siendo más corto de lo que verdaderamente pudieras ser.

Hace algunos años, un amigo me comentaba que vio una venta de garaje cerca de su casa y ya que tenía unos minutos disponibles, se dispuso a encontrar algo que llamara su atención, sin tener mayores expectativas de encontrar algo valioso. Anduvo caminando por todo el lugar viendo libros viejos y cajas de artefactos en desorden, electrodomésticos discontinuados que apenas funcionaban, y mientras se cuestionaba cuánto tiempo más iba a seguir perdiendo cosas inservibles, encontró una caja llena de fotos del abuelo del dueño de la casa, mientras ojeaba fotos encontró en lo profundo de la caja algo sólido, metió la mano y lo que encontró lo sorprendió. Era un lente fotográfico de muy buena calidad, que ciertamente había visto mejores días, pero que probablemente todavía podría ser funcional. Le preguntó al dueño de casa si estaba a la venta o se le había escapado, el hombre le dijo que, sí estaba a la venta sin darle mayor realce, luego mi amigo vio el precio y sus ojos se abrieron de sorpresa, era un precio extremadamente bajo. Se le volvió a acercar al dueño para confirmar que el precio en el lente era real y el hombre sin mayor detalle le dijo:

-Sí, mi papá era aficionado a la fotografía y le gustaba coleccionar equipos de todo tipo. A mí personalmente no me atrae y no lo entiendo, así que, si te lo quieres llevar, llévatelo- Comentó el hombre.

Mi amigo a este punto se dio cuenta de que había encontrado algo especial y no podía creer que aquel hombre no pudiera valorar lo que tenía en su casa. El hecho es que cuando desconocemos para qué sirve algo, no tenemos el entendimiento del valor que tiene. Aquel lente era mucho más valioso de lo que se imaginaba el dueño de la casa, pero como nunca se interesó por él, terminó deshaciéndose de mala forma.

Cuando no sabes el propósito por el cual fuiste creado, siempre terminarás vendiendo tu futuro mucho más barato de lo que podrías obtener.

La identidad que aceptas o adoptas te presenta el acceso de lo que puedes ser, por ende, lo que puedes alcanzar, y esto termina definiendo la dirección y el impulso del corazón.

El arte de esconder

Imagina que estás al frente de una pintura imponente. La reconoces de otro lugar, pero nunca te habías detenido a tratar de entender lo que está plasmado. Existen por lo menos 5 planos, cada uno frente al otro.

A primera vista hay un hombre con traje gris, corbata roja y un sombrero muy particular. Frente a él hay una manzana verde con 5 hojas que tapa la mayoría de su rostro, dejando únicamente la esquina del ojo izquierdo al descubierto que muestra un sentido de soledad, su mano izquierda parece esconderse de cierto modo. Atrás de él, hay un muro con 7 bloques, separándolo de la expansión, como una especie de cárcel. Inmediatamente atrás hay un vasto mar que refleja una tensión directa con el cielo, el cual es opaco pareciendo que calla un secreto del que no puede hablar, pero tampoco puede esconder.

Todo lo que se ve reflejado es una versión incompleta de lo que debería ser, una cosa que esconde otra, mostrando el color más vivo al frente, que termina siendo el foco de atención al mismo tiempo que notamos que es el objeto más pequeño. Esta pintura se llama: *El hijo del hombre*, por Rene Magritte.

Cuando Adán y Eva estaban en el Edén, tenían su corazón dirigido plenamente a Dios, existía en ellos la plenitud de su identidad y el enfoque de su corazón era para Dios. Al ellos caer de esa gracia, su mirada inmediatamente cambia, reconocen que estaban desnudos, sintiendo vergüenza, huyen y se crean para sí artefactos temporales para cubrirse. Es en ese momento que vemos al corazón del hombre volverse un experto en el arte de esconder.

Al cambiar la dirección del corazón, el hombre también pierde la conexión con la voz de Dios. Antes de la caída, la voz de Dios le transmitía confianza, le daba plenitud, pero ahora se siente acusado y prefiere esconderse.

Es crucial en este proceso para desarrollar el corazón, que sea confrontado, para sacarle de la cueva y de la naturaleza muerta que únicamente lo lleva a vivir escondido. Jesús predicó, sanó e hizo una obra inmensa, pero su ministerio fue el de la reconciliación, haciendo que, por medio de él, nuestro corazón ya no viva con la necesidad de esconderse bajo la imagen falsa que ha copiado con el sistema de valores y anhelos que este mundo ofrece.

*No améis al mundo, ni las cosas que están
en el mundo. Si alguno ama al mundo, el amor
del Padre no está en él. Porque todo lo que hay
en el mundo, los deseos de la carne, los deseos
de los ojos, y la vanagloria de la vida, no proviene
del Padre, sino del mundo. Y el mundo pasa,
y sus deseos; pero el que hace la voluntad de Dios
permanece para siempre.*
1 Juan 2:15-17

Por mucho tiempo ha existido debates acerca de lo que se define como mundo y lo que estos versículos significan ¿qué realmente es amar al mundo? Por mucho tiempo se ha discutido de este tema, sin realmente entender, se atacó lo que no se comprendía para volvernos expertos en juzgar las apariencias. Se hicieron listas interminables de reglas y normas, tratando de modificar el comportamiento, esto sin experimentar una regeneración espiritual, basándose en el temor constante, robándole un elemento esencial al humano como es la expresión creativa.

Al vivir en este régimen legalista donde todo es malo, nuestro corazón pierde fuerza y se va adaptando a los confines creados por alguien más. La expresión creativa es espontánea y es propia de cada individuo como reflejo de la búsqueda interna por conocer la imagen que Dios ha depositado de él o ella.

El mundo no está conformado por las cosas. Los autos, el dinero, el trabajo, los estudios son herramientas construidas para el desarrollo humano, pero no lo constituyen como tal. El mundo se define por el sistema de valores que crea, por las cosas que desea imponernos como importantes, cosas por las cuales debemos vivir y morir, por todo aquello que le agrega valor a nuestra existencia. Es la colección de tradiciones, anhelos heredados, metas culturales o familiares que vienen a chocar con tu propósito eterno.

Se dice que Agustín de Hipona, tradicionalmente conocido como San Agustín, se tomó como tarea el ver las razones por las cuales la gente en Roma era infeliz, aun cuando era una sociedad que buscaba el placer continuamente y hacía alarde de su bonanza material especialmente en lugares públicos, cualquier tipo de semejanza con la actualidad no es mera casualidad. En su libro *Confesiones*, habla de lo que se llamó luego: Amor Desordenado. El problema del hombre no era meramente de comportamiento o de quebrar la ley, sino de lo que amaba, y no solamente lo que amaba, sino qué lugar ocupan las cosas en el corazón.

El humano fue diseñado para amar, y todo lo que hace proviene de un anhelo profundo. El corazón es como el motor de un carro, que con los impulsos que recibe, este reacciona para avanzar e ir hacia lugares, pero no tiene la capacidad autónoma de entender la dirección a la que debe ir. Decir que debemos seguir lo que dicta nuestro corazón, es igual de peligroso como manejar un carro en el cual el motor nos lleve, puede que este te conduzca a tener un grave accidente.

> **Mas Jehová Dios llamó al hombre, y le dijo: ¿Dónde estás tú? Y él respondió: Oí tu voz en el huerto, y tuve miedo, porque estaba desnudo; y me escondí. Y Dios le dijo: ¿Quién te enseñó que estabas desnudo?**

Estas son las primeras dos preguntas que Dios hace y creo que son las que hasta el día de hoy sigue haciendo:

¿Dónde estás?

Esta pregunta no quiere decir que Dios no sabía dónde estaba Adán, más bien es como una maestra cuando le pregunta a su alumno si sabe cuánto es 2 + 2, no porque ella no sepa, sino porque está interesada en saber si el alumno sabe.

Pocas sensaciones son tan fuertes como el sentirse perdido, y el corazón de Adán estaba perdido. Así como el corazón es un experto en esconderse, también es muy ágil para darte un sentido falso de dónde estás en tu vida. Es probable que tengas estabilidad económica, pero eso no quiere decir que tengas paz, es probable que tengas un buen status social, pero no significa que realmente te sientas aceptado, es incluso probable que puedas alcanzar fama y renombre, pero eso no garantiza que te sientas amado. Cuando vemos estas imágenes falsas de lo que pensamos, llenará nuestro corazón, al inicio nos dan la fuerza para alcanzarlas, pero cuando llegamos a esa cima, deja un sentido de vacío porque solo era una ilusión.

Una de las costumbres durante la temporada de Acción de Gracias y Navidad en la casa de mis suegros, aparte de comer en abundancia y ver futbol americano, es construir rompecabezas. Al inicio de mi relación con Erin me quise adelantar a la mesa de los rompecabezas, me imagino para impresionarla, no lo sé, cosas de jóvenes enamorados, tomé una caja al azar y noté que la imagen para construir, que estaba plasmada al frente, se miraba un tanto compleja. Después de un buen rato de estar tratando de poner piezas juntas que no concordaban para nada con la imagen, me sentí frustrado y enojado. Mientras pensaba en abandonar dicho proyecto, Erin notó mi malestar, se acercó y cuando se dio cuenta de lo que estaba pasando me hizo saber que tenía la caja equivocada y por eso las piezas no concordaban con la imagen que yo buscaba construir.

¿Quién te enseñó?

El corazón siempre buscará una imagen para construir. Ese es su diseño. Al estar desconectado de la imagen verdadera que Dios le proveyó, el humano se encontrará con la misma realidad con la que yo me encontré trabajando con el rompecabezas: Construyendo con la caja equivocada. ¿Te has sentido así alguna vez? Que tienes en tus manos unas piezas, pero que no concuerdan con la imagen que estás viendo.

Quien te enseña no es únicamente quien te ofrece información, sino quien te provee una imagen para construir. Tal vez, la razón por la que experimentamos altos índices de ansiedad y depresión sea por el hecho de que, en nuestro corazón hemos adoptado una imagen la cual no es armónica con las piezas que tenemos.

Lo que determina el que seamos imparables o tengamos impedimentos para alcanzar el propósito de Dios en nuestras vidas, es poder saber contestar esas dos preguntas. Porque es como utilizar un GPS que, para llegar a un destino deseado, primero necesita identificar tu locación actual. Sin este dato, será imposible llegar al lugar que debes llegar. Es probable que experimentes movimiento, pero no necesariamente hacia la dirección adecuada, porque el camino propuesto por el GPS siempre será marcado por saber dónde estás hoy en comparación hacia donde deseas ir.

Estas dos preguntas nos confrontan para alinear correctamente nuestro corazón, en un proceso de sanidad, pudiendo calibrar adecuadamente la dirección hacia donde apunta nuestra vida.

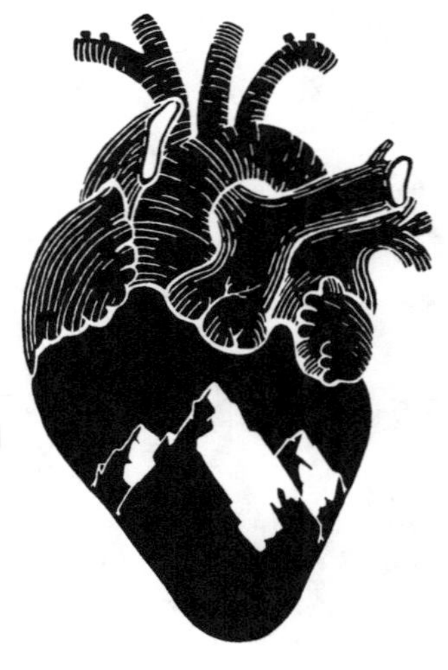

CAPÍTULO 3

El límite del corazón

Hace unos meses tuve una conversación con un amigo mientras lo visitaba, él me contaba acerca de su preparación para correr en diferentes maratones. A mí me llamó mucho la atención lo que me decía, ya que igual he tenido curiosidad acerca del proceso para lograr esa hazaña. No es nada fácil, son aproximadamente 26 millas de distancia, que puede sonar como algo alcanzable, pero requiere de una enorme preparación.

Por un buen rato lo escuché, prestando atención al tipo de indumentaria que utilizaba, la dieta que debía llevar, las horas durante la mañana a las que debía comprometerse, fue un cambio de rutina, de actividades, de visión y de deseo. Me comentaba que mientras corría el último maratón en el que había participado; llegando a las últimas millas, sus piernas empezaron a desfallecer, y pensó que no podría terminar la carrera. Yo anticipando cómo iba a terminar esta historia, me resigné a darle el apoyo necesario, pero su ánimo era todavía enérgico así que lo dejé terminar - **"Yo corrí las primeras 24 millas con el cuerpo, las últimas dos las corrí con el corazón"**. - Me dijo.

Yo me le quedé viendo tratando de entender esa frase, mientras él tenía una plena seguridad de lo que me relataba. Su corazón lo terminó llevando a donde sus piernas, pensó él, no podrían. Me mostró algo que nunca había visto, hasta ese momento pensé que el entrenamiento y la preparación era netamente física. Que la rutina y los elementos involucrados eran para facilitar su movimiento natural, y sí tienen mucha influencia, pero también noté que todo era para entrenar al corazón.

Siempre me ha gustado practicar deportes, pero fue hasta hace poco que descubrí el gusto por correr. Antes no me interesaba porque se me hacía difícil encontrarle el propósito a simplemente salir a la calle y correr. No era la acción lo que me molestaba, porque en los deportes que he practicado, siempre corría, era el hecho de no tener claridad de hacia dónde estaba apuntando con ello, hasta que me di cuenta que la competencia no es necesariamente contra otros, sino que es vencer, el tiempo y la distancia. Y mucho de la vida se encuentra en esa habilidad de volvernos más ágiles.

En muchas ocasiones las personas quieren dar una apariencia de importancia por cuan ocupados están, pero en realidad la vida no se trata de cuántas cosas hacemos al mismo tiempo, no se trata de hacer malabarismos, y aún si lo fuese, el malabarista solamente sostiene un objeto a la vez mientras los demás están en el aire. No es estar ocupados, es estar enfocados para ser efectivos.

Todos tenemos cierta medida de limitaciones, las cuales pueden ser temporales. La gran mayoría de las cosas en la vida no las controlamos, pero podemos tomar la responsabilidad de actuar correctamente para vencer esos obstáculos. Lo imposible es subjetivo, no definitivo. El hecho de que algo hoy sea considerado imposible, no quiere decir que siempre lo será. Allí es donde debemos tener la voluntad y el compromiso para empujar esos límites. Pero ¿qué tomará? Es donde entra en juego la capacidad del corazón, porque **tú solamente puedes llegar hasta donde tu corazón te lo permita.**

En medio de ese entrenamiento por mejorar el tiempo y la distancia, el que se entrena sabe entender el límite temporal que tiene y lo empuja un poco cada vez más. No es de la noche a la mañana, toma práctica y toma esfuerzo. Ejercitar al corazón es generar vida para el cuerpo y te llevará más allá de lo que has pensado que podrías llegar.

Confía en el proceso

En muchos lugares relacionados con los deportes, he visto esta frase plasmada y habla de una realidad palpable y necesaria, no para alcanzar una condición física deseable, porque es la manera en la que el corazón es capacitado. Es un proceso donde se va viendo gradualmente mejoras continuas, que es parte de un compromiso integral entre lo que alimentas al cuerpo y le permites sobrellevar.

Una de las actividades favoritas de mi hijo, Nehemiah es ir al zoológico, especialmente al de nuestra ciudad Fort Worth en Texas. Allí vemos toda clase de animales, siendo de sus favoritos, las jirafas. En parte, porque desde que descubrió que el zoológico te permite comprar lechuga para darles de comer, entrar en contacto con ese exótico animal se volvió la parada obligatoria en el tour. Ir al zoológico es en gran parte, pasar por las jirafas, y definitivamente son animales especiales, los cuales despertaron mi curiosidad por saber más de ellas.

Se imponen como el animal más alto que camina sobre la tierra, alcanzando una altura entre 4.5 y 5 metros, siendo el cuello casi la mitad de esa altura. Debido a sus holgadas piernas pueden alcanzar una velocidad de hasta 60 kilómetros por hora, volviéndolas sumamente ágiles para su tamaño. Además, cuentan con ese cuello que se extiende por encima de lo normal en el mundo animal, lo cual les permite alimentarse de hojas en lugares altos, donde otros simplemente no llegan. Se podría decir que las jirafas tienen lo mejor de los dos mundos, ágil en la tierra y la capacidad de ver y alimentarse de lugares altos, al mismo tiempo ¿cómo es posible? Con solo ver su anatomía podemos ver el desafío que eso conlleva, pero mientras trataba de entender cómo era que aquella jirafa, podía tener la facilidad de movilizarse en la tierra sin sacrificar la visión que la hace tener una perspectiva más elevada del resto, me di cuenta que su corazón es el motor que la sostiene con esa capacidad, ya que puede pesar hasta 25 libras.

En la vida, funciona de igual modo, se necesita tener los pies firmes en la tierra, la confianza para dar pasos seguros, avanzar de manera dinámica y continua, además de poder extender nuestra mirada por encima de la media para ampliar nuestro horizonte y alimentarnos de algo mejor.

Es importante subrayar esto último, porque **toda persona termina siendo alimentada por su visión.** Es curioso que, al inicio, la visión necesita ser alimentada, pero por medio de la constancia y el compromiso, la visión es la que te alimentará. No te conformes con comer lo más fácil, no es casualidad que a la comida rápida también se le conoce como comida chatarra. Detente un momento y pregúntate: ¿De qué estoy alimentando mi vida? Porque el alimento esencialmente es el combustible para el cuerpo, es lo que convertimos en la energía que nos impulsa a lograr los objetivos que tenemos. Es por eso, que debes tener una perspectiva por encima de toda circunstancia temporal que desee mantenerte en lugares bajos.

Usualmente las personas aprenden a desarrollar una de estas dos capacidades: gente con buenos principios, buenas intenciones, con muchas ganas de trabajar, ágiles en la tierra, pero con una visión limitada. Su compromiso está basado en mantenerse firmes en la tierra, por ende, se terminan alimentando en esa misma capacidad. Su mirada está puesta en el suelo y allí mismo encuentran su alimento.

También he visto personas que reconocen la necesidad de tener una visión amplia y alta, son soñadores empedernidos, siempre tienen ideas millonarias, te hablan de cosas grandes, no pierden el tiempo en pequeños detalles, pero sacrifican el tener los pies en la tierra. Viven en las nubes y puede llegar hasta ser ofensivo el hablarles de cosas al nivel de la tierra. Has notado personas que con un poco de autoridad o dinero como que, pierden la cabeza y lo que la gente hace es decir que el dinero los arruinó, pero en realidad todo lo que hizo el dinero en esa situación fue revelar lo que había en el corazón. Es probable que ya existía orgullo y altivez, pero al no tener la evidencia material, lo escondían bajo una apariencia de humildad.

Es por eso que desarrollar el corazón es vital para ser efectivo en esta vida. Necesitas desarrollar la agilidad de moverte con ligereza en el diario vivir, poder tener la capacidad de tomar decisiones acertadas constantemente sin ahogarte en el ritmo de la rutina, al mismo tiempo poder tener la capacidad de elevar tu mirada y ver más allá de los limitantes diarios a los que toda persona está sometida. Es un asunto de la potencia del corazón. Cuando decides aceptar esa invitación de Dios para caminar en esas buenas obras que él ha creado para ti, tendrás que desarrollar el corazón que te sostenga a ese nuevo nivel.

> Es en la acción constante y llena de intención donde se va expandiendo la capacidad de tu vida.

Es curioso ver la anatomía de otros animales terrestres, especialmente muchos más pequeños. Por ejemplo, la gallina tiene un corazón pequeño y su alcance de vuelo es sumamente bajo, pues su miraba siempre apunta para abajo, haciendo que su visión determine su alimento.

El alimento, como los impulsos del corazón, deben ser utilizados apropiadamente todos los días. Es en la acción constante y llena de intención donde se va expandiendo la capacidad de tu vida.

Aquí es donde mucha gente encuentra desánimo, porque siempre han pensado que con tomar una decisión inicial de fe o con una acción solitaria, encontrarán el potencial completo del corazón. Es una decisión diaria por el resto de tu vida, donde serán confrontados tu hambre, tus deseos y tu compromiso por el cambio.

Cuando le pregunté a mi amigo que corrió la maratón, que hizo cuando sentía que sus piernas no daban más y la voz de su cuerpo le pedía que ya renunciara, él me dijo: - "me enfoqué en mi respiración" - **Es interesante como estar enfocado en las cosas correctas te puede llevar más allá de lo que piensas que podrías llegar.**

La respiración es algo que hacemos tan automático que ni le prestamos mucha atención, hasta que sentimos la presión de un momento de necesidad. Respirar es la acción de tomar algo fresco y despojarnos de algo viejo. Nadie puede inhalar algo nuevo, sin exhalar algo arcaico. Y menciono arcaico, porque eso que hoy es viejo en algún momento también fue nuevo, cumplió su función y ahora es tiempo de despojarnos de ello.

El desarrollar correctamente la potencia del corazón demandará despojarnos de lo arcaico e innecesario para aceptar el cambio de lo nuevo. Es probable que tengas el deseo de avanzar en tus metas, crecer en tu destino, pero hay cosas que te impiden poder lograrlo. Empieza con analizar a qué cosas son las que te estás aferrando que ya no necesitas, porque lo más constante en esta vida es el cambio, y demanda poder hacer los ajustes necesarios para continuar avanzando. Así como el cuerpo necesita la respiración, nuestro propósito necesita ser alimentado por decisiones constantes que traigan un enfoque correcto para fortalecer el corazón y llegando cada vez un poco más lejos.

> Así como el cuerpo necesita la respiración, nuestro propósito necesita ser alimentado por decisiones constantes que traigan un enfoque correcto para fortalecer el corazón y llegando cada vez un poco más lejos.

La dádiva del hombre le ensancha el camino
y le lleva delante de los grandes.

PROVERBIOS 18:16

Vivimos en una cultura que exalta en sobremanera los dones y talentos, donde si tú puedes cantar o tienes alguna habilidad artística se te da una plataforma, y eso puede causar que las personas pongan todo su empeño en desarrollar un don sin considerar el aspecto más importante: el carácter.

Ciertamente el don te abrirá las puertas a grandes cosas, pero no garantiza que te mantendrá allí, eso es lo que el carácter hace por ti. Te mantendrá donde el talento te llevó e inclusive te seguirá ayudando a poder construir más alto sin perder la perspectiva. El carácter te ayuda a manifestar de manera práctica la imagen de Dios en ti, y genera la posibilidad de tomar las acciones correctas. Un don sin carácter es una receta para el desastre.

El don no puede sostenerse por sí solo, y cuando obviamos desarrollar el carácter necesario para utilizar el talento adecuadamente, terminamos sustituyéndolo con la reputación. El carácter es un reflejo de quién eres, la reputación es simplemente lo que la gente piensa de ti. Y cuando ponemos todo nuestro esfuerzo en construir y mantener esa reputación, invertimos grandes cantidades de tiempo, dinero, recursos, porque es lo único que puede sostener el talento que te abrió la puerta. Eventualmente esto te hará perder velocidad en tu progreso y limitará por completo tu caminar.

> El carácter es un reflejo de quién eres, la reputación es simplemente lo que la gente piensa de ti.

Entrenar el corazón para el futuro requiere de una inversión de tiempo y dedicación en cosas que tal vez no sean visibles, que no vengan de la noche a la mañana, pero asegurarán que llegues a esa meta divina.

Siente el cambio

Recuerdo que cuando estaba aprendiendo a conducir lo hice en un carro de transmisión manual, la primera experiencia que tuve en el volante no fue necesariamente la mejor, inicialmente esa ecuación con los pies y las manos me parecía bien compleja, no era algo natural, como quien está aprendiendo un nuevo lenguaje, una nueva manera de comunicación entre la máquina y yo.

El carro era potente, rápido, era excelente, pero mi nivel de comunicación era el problema. Como yo no podía maniobrar adecuadamente todo lo que recibía, se apagaba constantemente. Estaba en el medio de transporte correcto, con el potencial de llegar más rápido a mi destino, pero en ese momento lo que tenía era un aparato que no andaba. Me sentía frustrado, me sentí inútil por tratar una y otra vez, fallando en cada intento, culpé al carro de no funcionar bien, me culpé a mí mismo porque esto es algo tan fácil que cualquier persona podría hacerlo.

Es probable que te hayas sentido igual en algún momento de tu vida, teniendo una serie de acciones desordenadas que, en lugar de agilizar tu movimiento, traen desánimo y te hacen quedarte en la misma condición de siempre, aún en medio del tráfico, donde ves el resto de las personas cruzar rápidamente.

Puedes quedarte en el mismo lugar donde has estado, porque lo intentaste y las cosas no funcionaron, o puedes tomar la determinación de aprender el lenguaje del carro, porque al final, de eso se trata, ya que el carro únicamente responde a lo que tú le estás diciendo. Entiendo el malestar que puedas tener, sabiendo que has sido creado para mucho más, pero transitando a un paso demasiado lento.

Luego de varios intentos, poco a poco lo que era foráneo a mí, se fue volviendo familiar. Tomó práctica, constancia e ir mejorando con el tiempo hasta volverse una segunda naturaleza. Al tiempo, podía conducir con la misma facilidad como respirar. De pronto, la comunicación entre el carro y mis reflejos estaban alineados y es curioso porque en un momento dado empiezas a reconocer cuando el carro está pidiendo el cambio de velocidad. Hay personas que aprenden a manejar únicamente en una velocidad y terminan desgastándose, porque las primeras velocidades tienen fuerza, pero lento avance, y así va progresando, donde el carro se esfuerza menos, pero va generando mayor velocidad.

Tanto la respiración, como el sentir cuando hacer el cambio en un carro, se convierte en algo que aprendemos a hacer mecánicamente. Es un aprendizaje más profundo que únicamente leer el manual del carro, más que leer un libro de biología, definitivamente existe una gran diferencia entre esos dos niveles de conocimiento, es **qué hacer con el conocimiento, versus qué hace el conocimiento conmigo.**

Confía en el Señor con todo tu corazón,
y no te apoyes en tu propio entendimiento.
PROVERBIOS 3:5

Eventualmente el conocimiento para ser transformador necesita tener un impacto directo en quienes somos. Para reajustar la dirección del corazón hacia el destino que Dios ha diseñado para ti, requerirá de tu completo compromiso, no únicamente por graduarte de una clase o participar en un evento, sino de aprender a conocer que en la determinación por lograrlo, en la constancia de intentarlo las veces que sean necesarias, la fe que te impulsa, y la visión ajustada correctamente, llevarán a fortalecerte para pegarle directamente al blanco, a arribar a un puerto seguro después de vivir navegando por el mar.

Por eso el proceso es igual de importante que el destino, **no te afanes únicamente en llegar sin estar listo para permanecer.** Dios tiene planes de bien para ti y desea verte viviendo en tu propósito todos los días, pero debes aprender a crear los hábitos correctos que construyan el éxito que te está esperando.

¿Hasta dónde te permite llegar tu corazón el día de hoy? Es probable que tengas las piezas del rompecabezas necesarias, pero con el corazón preso de los deseos y anhelos de este mundo. Solo porque alguien te haya dado la caja equivocada o tú la hayas adoptado como tuya, no quiere decir que no puedas abandonarla para aceptar la verdadera, la que va acorde con las piezas que tienes en tu mano.

Si el corazón es como el motor del carro, los hábitos son como avenidas para que transite. Requieren de planificación, intención y son necesarias para que el corazón pueda avanzar adecuadamente hasta su destino deseado. Cuando el corazón invierte su esfuerzo en avanzar por lugares sin caminos, terminará cansándose y eventualmente exhausto.

¿Con qué limpiará el joven su camino?
Con guardar tu palabra.
SALMOS 119:9

Las inversiones en disciplinas espirituales no son para convertirnos en personas más religiosas, sino que sirven para limpiarle el camino al corazón. No es solo leer la Biblia o tomar un tiempo de meditación u oración como ítems en la lista de cosas por lograr ese día, sino que es aprender a disfrutar la travesía que te permite ensanchar cada vez más la capacidad de ser más efectivo en esta vida.

Debido a nuestra cultura tóxica religiosa, vemos que la gente ve a la vida espiritual únicamente como un amuleto. Mantenemos una Biblia abierta en algún Salmo, escuchamos alguna música con un cierto contenido positivo, nos adherimos a una religión e inclusive asistimos a una iglesia cuando la conciencia lo permite, pero rápidamente nos damos cuenta de que no funciona, por lo menos, no de esa manera. El corazón necesita ser reformado, y eso requiere de un proceso constante de renunciar a todo lo que me limita y reajustarme a enfocar la mirada en lo que Dios ha destinado para mí.

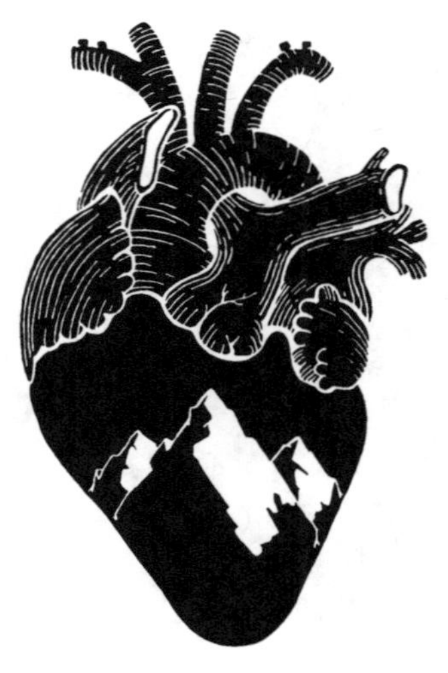

CAPÍTULO 4

Viendo más profundo

Una vida sin examen no merece la pena ser vivida.

Sócrates

Te voy a dar un consejo. Mantente con vida.

Haymitch Abernathy (Los Juegos del Hambre)

Hemos hablado acerca de la necesidad de desarrollar el corazón para vivir conectado con Dios y su propósito, la tenacidad y determinación que eso tomará para llegar a tu destino. Sería lógico preguntar entonces, ¿cuál es la ruta? Si deseo ganar una medalla en las Olimpiadas, tendría que empezar a entrenar en un espacio que represente el lugar del combate. Si participara en una Copa del Mundo, tendría que buscar un campo de fútbol, en el que pueda practicar.

Sería lógico decir que nadie comienza su carrera siendo llamado a la final para disparar el penal al último minuto sin antes haberse preparado. El reconocimiento en público es la celebración de la inversión en privado. Son esas horas de entreno y dedicación las que te ayudan a sobresalir en la arena de la vida. Jesús mismo lo dice en Mateo 6:6 "Más tú, cuando ores, entra en tu aposento, y cerrada la puerta, ora a tu Padre que está en secreto; y tu Padre que ve en lo secreto, te recompensará en público".

> El reconocimiento en público es la celebración de la inversión en privado.

Todo esfuerzo bien dirigido tendrá su recompensa eventualmente. Es el principio de la siembra y la cosecha, en el hecho de entregar algo despojándote de la tentación de controlarlo y es puesto donde nadie lo ve por un tiempo, requiere fe, relacionarte de una manera nueva. La semilla que tenías en tu mano reposaba bajo el cuidado directo tuyo, ahora que está bajo tierra, siempre necesita de tu cuidado, pero tu tipo de relación ha cambiado, toma fe creer que lo que depositas en lo que no se ve, está a punto de salir a la superficie como una mejor versión de lo que entregaste. Este principio universal funciona en todas las etapas de la vida, no como magia, sino como un aprendizaje de fe en cómo nos relacionamos con aquello que estamos dispuestos a ver crecer.

El éxito en tiempos de Instagram

No se tiene que investigar a profundidad para saber que la sociedad, hoy en día, tiene una obsesión desmedida por el reconocimiento. Pareciera que el postre que te comes resulta más valioso cuando lo puedes subir a redes sociales, tal vez, porque la gente busca más la validación social que la simple mortal experiencia de comer. No me opongo a las redes sociales, yo mismo las utilizo, y muchas veces he puesto en escena un poco de mi pasión por las artes culinarias, pero una de las cosas que puede ser preocupante e inclusive hasta alarmante, es la motivación por las que hacemos las cosas, y las redes sociales facilitan la continua alimentación de esa apariencia de una vida deseable.

Es curioso que el término para muchos de los personajes más populares en redes sociales es: *Influencer*, alguien que tiene el poder para afectar las decisiones de compra, que, en muchos casos, en lugar de ofrecer directamente un producto y decirte dónde y cómo comprarlo, lo modela para dar la apariencia del placer, beneficios o status que trae el utilizarlo. Obviamente esto causa en los seguidores, una serie de ansiedades por alcanzarlo o simplemente depresión por no tenerlo, creando un sentido falso de aspiración y una definición limitada de lo que es el éxito. Debemos reajustar la dirección del corazón para realmente conocer lo valioso en la vida y al mismo tiempo, encontrar satisfacción en ello.

Entonces comenzó Jesús a decirles
por parábolas: Un hombre plantó una viña,
la cercó de vallado, cavó un lagar, edificó una torre,
y la arrendó a unos labradores, y se fue lejos.
Marcos 12:1

Esta parábola que Jesús relata apunta esencialmente tres cosas:

1. La intención original de Dios porque el hombre tuviera todas las herramientas necesarias para su desarrollo.
2. La negligencia humana por desear controlar todo, aun cuando no le pertenece nada.
3. El proceso por el cual nuestro corazón debe de ser capacitado, ejercitado y lanzado por medio de acciones constantes, que llamaremos disciplinas (hábitos) para encontrar el camino que debe seguir.

Toda etapa es necesaria, pero requiere de progreso continuo, por muy bueno que sea el proceso, necesita evolucionar. Jesús hace mención que el hombre dueño de la viña es Dios y toma seis acciones que hablan de su generosidad, que revelan su corazón y muestran una faceta sumamente interesante del carácter de Dios. **Plantó una viña, creó un muro, cavó un lagar, edificó una torre, le confió todo a unos labradores y se fue lejos.**

Veamos las últimas dos acciones primero. Muchas personas tienen una idea de Dios como jefe obsesivo, extremadamente controlador y mal humorado, pero aquí Jesús nos presenta a un Padre completamente opuesto a esa idea. Alguien que confía, que delega y entrega sus bienes para ser administrados por labradores. Él no se reserva nada, pero demuestra su amor y fe en los humanos por medio de su generosidad. No es un Dios mezquino, irritable y castigador, sino un dueño seguro con expectativas claras, pero que otorga espacio para el desarrollo creativo de los que están involucrados en el trabajo de la tierra.

Esta parábola habla de la manera en cómo Dios se relaciona con nosotros, ya que no es por medio de la obligación, sino de la invitación, nos plantea el camino por recorrer, pero nos da libertad. Nos equipa de herramientas, pero al final nosotros tomamos la decisión de cómo utilizarlas.

Me gusta también el aspecto de cómo Dios anticipa todos los procesos antes de ver que la semilla aparezca en la escena. Todo está en un lugar listo antes de que los labradores pongan mano a trabajar. Es tener la visión necesaria para poder ver con lujo de detalles, manteniendo el progreso y asegurando el éxito, es poder trabajar desde la confianza y no desde la incertidumbre, sabiendo que estamos en las manos de un Padre que nos ama.

Visión que se expande

Entonces, tomando la mano del ciego, le sacó fuera de la aldea; y escupiendo en sus ojos, le puso las manos encima, y le preguntó si veía algo. El, mirando, dijo: Veo los hombres como árboles, pero los veo que andan. Luego le puso otra vez las manos sobre los ojos, y le hizo que mirase; y fue restablecido, y vio de lejos y claramente a todos.
Marcos 8:23-25

No es suficiente con ver, sino saber qué ver y cómo ver. Un hombre que es ciego es llevado a Jesús para que lo toque con la esperanza de recibir visión. Jesús lo toma tal y como está para guiarlo a un lugar separado. No porque Jesús no pueda obrar el milagro en medio de la aldea, pero creo que es para facilitarle la visión al hombre.

Para nosotros es sumamente difícil poder ver algo nuevo en medio de los mismos problemas que nos aquejan, porque presentan una especie de perspectiva que nos roba de ver con claridad. **Dedicación y enfoque demandan en muchas ocasiones separación.** Las mejores obras de arte nacen en lo secreto, las canciones más puras usualmente provienen de un lugar íntimo. Aprender a ver, requiere en muchos casos separarnos, aunque sea temporalmente, de los entornos familiares en los que nos hemos desenvuelto.

Lo primero que este hombre necesita ver, es con los ojos de su entendimiento para confiar de la mano de Jesús que lo lleva probablemente a un lugar desconocido. Tener visión de algo nuevo requiere mudarte de la comodidad, del conformismo, de la rutina y ser guiado por Dios, que ya te ha visto en tu mejor versión, hacia un lugar donde se callan las voces, donde las opiniones de la gente salen sobrando y lo único seguro que tienes, es el toque del que te lleva.

Y escupiendo en sus ojos... El segundo paso para ganar la visión correcta, es aprender a ser creativo con procesos únicos, ser flexible para ajustarte y adaptarte a nuevos desafíos para responder de maneras nuevas. Parte de la solución se encuentra no solamente en ir a un nuevo lugar, sino también utilizar elementos que al simple ojo puedan parecer desconectadas, pero que son parte de ver dónde no has visto antes. Es aprender a implementar nuevas herramientas disruptivas que te lleven un paso más cerca de poder ver claramente.

Le puso las manos encima... Todos necesitamos el toque de impartición en nuestras vidas. Esencialmente la impartición es un nivel de aprendizaje más profundo de lo que usualmente se ve en los salones de clase. Cuando un niño viene de la escuela es muy normal que los padres le pregunten: ¿Qué aprendiste hoy? Y que el niño hable de ecuaciones matemáticas o fechas importantes de acontecimientos históricos, como algo que debe memorizarse para un examen, no para que se forme algo en él.

Muchas personas buscan información, pero desestiman la impartición porque solamente desean conocer desde el mismo lugar que han estado, haciendo prácticamente que sea imposible el cambio o el progreso. Hay otros que buscan algo un poco más profundo por medio del entrenamiento. Es como aprender a arreglar un carro o algún aparato; puedo leer el manual completo, pero eso no me garantiza que yo tenga las herramientas ni la capacitación necesaria para repararlo. Esto es pasar de la información a la capacitación, llevar lo teórico a lo práctico, pasar de las páginas del libro a la superficie humana. La mayoría de los trabajos están interesados en estas dos dimensiones de entendimiento, les importa lo que sabes y cómo dominas las herramientas para traducir eso que sabes, a resolver problemas en la vida cotidiana.

Hasta este punto todo es algo externo, la información que recibes es importada, la capacitación proviene de alguien más, y aun cuando el entrenamiento llena tu caja de herramientas y desarrolla tus manos para la acción, no necesariamente quiere decir que ha afectado quien eres. El propósito de la impartición es causar un efecto tan profundo que afecte quien has sido hasta este punto, es un cambio de dirección que proviene desde algo más profundo que la opinión.

Una vez que este hombre avanza a un nuevo lugar, confiando en la implementación de soluciones creativas y con toque que genera un cambio profundo, él está listo para la pregunta de Jesús: - ¿Puedes ver? - Aquel hombre reconoce su avance, sabe que posee una nueva visión, aunque parcial entiende que está mejor de lo que estaba antes. – "Veo hombres como árboles". Pero los veo que andan. - Este es un punto muy importante en la naturaleza de la visión porque es progresiva.

Muchas veces las personas no inician los sueños, las metas o los proyectos porque no tienen toda la claridad posible para llevar a cabo todo. Es imposible iniciar con la totalidad de la visión, a decir verdad, es en el reconocer la parcialidad de la visión la que permite continuar creciendo. Esto no quiere decir que a Jesús le falló el poder, porque tuvo que tocarlo dos veces para ver claramente, sino que nos enseña que la impartición es necesaria para conquistar el territorio y círculo de influencia en el que te encuentras, pero es limitado.

Siempre necesitamos una nueva impartición que nos crea el espacio suficiente para avanzar a nuevas etapas. Es bueno celebrar cuando Dios nos tocó en algún momento de nuestras vidas, pero si lo único que podemos hacer es conmemorar la impartición de años pasados, es probable que tu visión pueda irse desgastando y sea tiempo de recibir un nuevo toque de él.

¿Cómo ves lo que ves? ¿Puedes ver movimiento, pero con la claridad necesaria para identificar lo que ves?

No te afanes, es normal que al inicio sintamos en nuestro corazón el deseo de crecer, el anhelo de avanzar, aunque no sepamos exactamente cómo va a funcionar, no tengamos claridad de cuál será el estado final, es importante poder celebrar que has avanzado, pero reconocer que necesitamos transformar nuestra visión afectando quienes hemos sido.

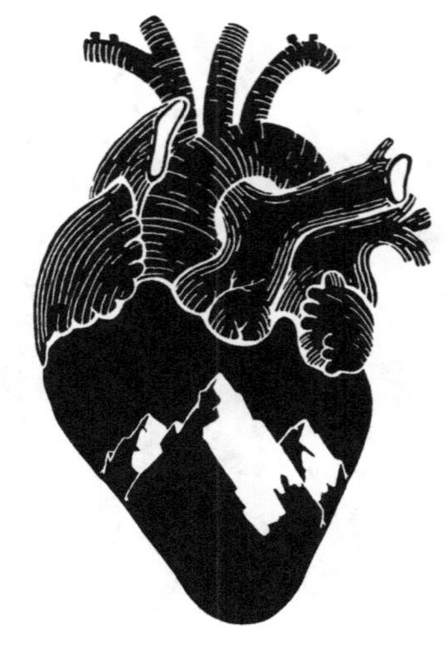

CAPÍTULO 5

Redirección

En 1962 el Dr. Thomas Kuhn, publica el libro *La Estructura de las Revoluciones Científicas*, dando pie a un cambio en cómo se observan las cosas, especialmente en su caso, la ciencia. En el libro el introduce un término que fue más allá de lo que el mismo proponía y es: El Cambio Paradigmático. Esto fue abrazado por la comunidad científica del momento ya que en su concepción inicial proponía nueva información que afectaba drásticamente cómo observamos toda la información alrededor nuestro.

De pronto esta idea se fue adoptando de diferentes áreas como la Ciencia Política y la Sociología. Por darte un ejemplo, la introducción del internet a la manera en cómo nos asociamos con la sociedad, afectando cómo funcionan los negocios, cómo el correo electrónico vino a reemplazar al fax o cómo el sistema judicial, fue cambiado después de conocer que se podía utilizar registros de ADN como pruebas. Más que tener un montón de cambios pequeños, dependiendo del área de estudio, un cambio paradigmático no necesariamente está relacionado con el tema que afecta, sino que provee una nueva manera de ver y procesar las cosas que tenemos a nuestro alrededor. Es probable que las cosas no hayan cambiado, pero tú ahora estás viendo las cosas desde una perspectiva fresca, basado en nueva información, causando una revolución completa.

El conejo y el pato

Uno de los ejemplos que utilizó Dr. Kuhn para ilustrar su idea, fue la imagen de la cabeza de un conejo y un pato dando una sensación de ilusión óptica. Era la misma imagen, pero algunas personas miraban el conejo mientras otros miraban un pato, había discusiones acerca de quién tenía la razón. La interpretación

No se trata de desestimar
lo que otro ve, sino aprender
a ver también desde
una perspectiva nueva

que cada uno tenía era personal, intrínseca, y, por ende, se volvía absoluta. Pero algo curioso sucedía en muchos casos cuando la persona soltaba su propia versión de las cosas y aprendía a ver como la otra, de pronto ya no únicamente miraban un pato, sino también un conejo.

No se trata de desestimar lo que otro ve, sino aprender a ver también desde una perspectiva nueva. La mente funciona de esta manera y vamos aprendiendo muchas veces bajo filtros que están conectados directamente con experiencias pasadas. Creemos que lo que vemos es lo que todos deberían ver, porque es una mirada que hemos adoptado como nuestra y sentimos que viene de la profundidad de nuestro ser.

***Engañoso es el corazón más que todas las cosas,
y perverso; ¿quién lo conocerá?***
JEREMÍAS 17:9

Lo que mueve muchas veces nuestro corazón es la acumulación de conocimiento por medio de experiencias, sensaciones, expectativas e incluso ilusiones que hemos tenido o se nos han impuesto. Decir solamente: sigue lo que dicta tu corazón, puede ser completamente destructivo, al mismo tiempo no podemos obviar que seguimos lo que dicta el corazón. **Vamos hacia la dirección que apunta nuestro corazón,** ¿qué hacemos entonces? Nos encontramos en un dilema entre ser un humano que busca perseguir lo que su corazón le dicta o vivimos frustrados porque no podemos confiar ni siquiera en lo más íntimo y primitivo que poseemos.

Debido al avance científico en el que ahora la medicina puede tomar un órgano ajeno al tuyo y trasplantarlo a tu cuerpo, genera una pregunta lógica: ¿Quiénes verdaderamente somos? Porque si somos un cuerpo y me cambian el hígado, ¿pierdo una parte de mí? La ciencia nos ha demostrado que no. Habitamos un cuerpo, pero ese cuerpo no constituye quién soy, solamente sigue como reflejo directo de la esencia espiritual que soy. En pocas palabras, podríamos decir que nuestra naturaleza es reflejada directamente por nuestros impulsos y deseos.

Somos hacia a donde apuntamos, vamos a la dirección de quienes deseamos ser. Pero esa dirección puede ser alterada, desviada, engañada, reformada, ajustada y calibrada. Mucho de la religión se basa en la medición del comportamiento y, por ende, hace su mayor esfuerzo por modificar ese comportamiento. Aquellos a los que se les facilita seguir las reglas sienten la autoridad moral para volverse policías, jueces y verdugos del resto. Gálatas 5:4 menciona: "De Cristo os desligasteis, los que por la ley os justificáis; de la gracia habéis caído". Porque al volvernos justicieros del comportamiento del resto, caemos en la trampa de la soberbia y así nos vamos desligando de Cristo.

> Somos hacia a donde apuntamos, vamos a la dirección de quienes deseamos ser.

La autojustificación es peligrosa porque proviene del orgullo y cuando piensas que puedes estar más cerca de Dios, en realidad estás completamente alejado. **Juan Calvino decía que el corazón es una fábrica de ídolos** y concuerdo con él, porque sea por medios religiosos, políticos, económicos, al final las personas adoran lo que apunta su corazón. Personalmente creo que el propósito del Evangelio es traer genuina libertad por medio de la reforma al corazón. Por supuesto que la naturaleza dicta el comportamiento, pero si solamente reformamos el comportamiento, podremos perder de vista lo que verdaderamente significa ser transformados.

Cuando leo Marcos 12:1, no puedo obviar pensar en el entrenamiento del corazón en cada etapa para ser conectado con nuestro destino. Como una carrera de obstáculos en los que cada etapa trae consigo desafíos por vencer y oportunidades por crecer para llegar no solamente a conquistar una meta, pero transformarnos por medio de la recalibración del corazón.

Mi generación fue la que creció jugando videojuegos. En comparación con lo que se ve ahora, aquellos eran sumamente primitivos, pero nos daban una buena dosis de entretenimiento. Uno en particular que marcó la diferencia en mi niñez, se llamó: Zelda: A Link to the Past (Un Enlace Al Pasado, probablemente un juego de palabras porque el nombre del personaje principal es Link). En su momento fue revolucionario porque muchos juegos hasta ese momento eran lineales en su forma de jugarlo e historia. Este presentaba la vista desde una perspectiva distinta: bird's eye (vista desde arriba), te introducía a un mundo donde no había claridad de cuál debería ser el siguiente paso, aunque si existía un orden de secuencia, era necesario descubrirlo por medio de prueba y error. En el camino conquistabas armas con las que podrías vencer los siguientes obstáculos al mismo tiempo que incrementabas en tu corazón al volverlo más resistente a los embates.

Aun cuando era completa fantasía, pude distinguir que me gustaba la idea de conquistar algo nuevo, lanzarme en un recorrido donde iniciaba sin ningún arma, pero luego de luchar y no darme por vencido, podría progresar, no solamente para obtener nuevas armas, sino volviéndome más resiliente.

Posiciónate

__Mi corazón incliné a cumplir tus estatutos de continuo, hasta el fin.__
Salmos 119:12

El corazón se dirige hacia donde le hemos permitido posicionarse. El Salmista David, habla de una acción con intención para reubicar su corazón, ya que requiere de un enorme esfuerzo dirigirse a un lugar distinto desde la misma posición. Cuando existen temores probablemente causados por experiencias pasadas, es normal que lleve a poner un alto en tu avance. Existe una resistencia a probar nuevas cosas porque es preferible la seguridad de lo conocido, a querer arriesgar demasiado y volver a sentirse defraudado una vez más.

> El corazón se dirige hacia donde le hemos permitido posicionarse.

Las experiencias negativas pueden convertirnos en estatuas, inertes, atrapados en una emoción, sin poder continuar creciendo. David está hablando de poder tomar la acción de cambiar de posición para enfocar la dirección. Tal vez no sea una experiencia desalentadora, tal vez sea el éxito pasado, donde el corazón se ha ido acostumbrando a llevar un ritmo aletargado porque ha logrado escalar cierto grado de comodidad. No te puedes quedar en el mismo lugar congelado por lo que no ha funcionado.

Como un jugador que está a punto de entrar al campo, existe un sentido de expectativas por crear el cambio necesario. No es suficiente con desearlo, hay que entrar a la cancha y marcar la diferencia. Es tiempo de posicionarte para ser parte del cambio que este mundo necesita. Cuando determinamos la dirección a la que dirigimos nuestro enfoque, nos ayudará a definir la posición necesaria para lanzarnos hacia ese futuro.

Dios está en movimiento constante y es nuestro deber seguirlo. Cuando nos enfocamos en él, tendremos que ir ajustando la posición y enfoque de lo que estamos viendo. Por ejemplo: imagina que estás manejando una cámara y estás siguiendo a la persona que está hablando en el escenario, al inicio estás bien porque hiciste el enfoque y tomaste el cuadro necesario para que se vea bien, pero la persona hablando al frente camina hacia un costado del escenario y tú te quedas en el mismo lugar, de pronto lo que antes estaba enfocado ya no se encuentra del mismo modo como lo habías percibido inicialmente, la lógica te diría que debes seguir al objeto y ajustar de nuevo el enfoque, en el mundo de producción audiovisual es un hecho básico, pero que de nuestra relación con Dios.

Cuando tenemos un encuentro personal con Dios, experimentamos un nuevo despertar espiritual y creamos una nueva serie de enfoques. Dejamos algunas cosas, adoptamos unas mejores, empezamos a pensar distinto, pero esperamos que Dios siga en el mismo lugar en el que lo encontramos, más su naturaleza es de movimiento, como toda relación sana debe ir progresando, conociendo más de la otra persona, ajustando al lugar donde se encuentran hoy y no únicamente donde se conocieron.

El corazón pierde pasión cuando no podemos avanzar con el objeto de nuestra fe, entonces empieza a construir figuras que le recuerdan lo que era tenerle enfocado y reemplaza lo verdadero por una experiencia pasada de lo que fue. Buscar el reajuste de la posición del corazón ayuda a mantener nuestra relación con Dios fresca, abierta al cambio y con el corazón en movimiento, produciendo vida y gozo en todas las actividades de la vida. La religión como tal tiende a ofrecer actividades mostrándonos dónde Dios estuvo, llegando a fijar al corazón a la comodidad de un recuerdo.

> **El amor no hace mal al prójimo;**
> **así que el cumplimiento de la ley es el amor.**
> **Y esto, conociendo el tiempo, que es ya hora**
> **de levantarnos del sueño;**
> **porque ahora está más cerca de nosotros**
> **nuestra salvación que cuando creímos.**
> ROMANOS 13:11

Tu corazón necesita que te despiertes del sueño en el que has estado. Tal vez tengas actividades, cosas por lograr, una agenda por cumplir, pero sin el cuidado necesario, la rutina de la vida y el constante afán puede hacer que vayas experimentando movimiento en piloto automático, en el que la vida es la que te mueve, pero tú vas adormitado. El desafío real de la vida no son los logros que alcanzamos, sino cuan despiertos estamos para ver y disfrutar el mundo que habitamos.

No importa dónde te encuentres el día de hoy, cuando decides actualizar la posición de Dios, podrás reavivar la pasión de tu corazón. Es probable que a este punto sientas que todo lo que hemos hablado suena bien pero no sabes cómo lograr ese objetivo. Reconoces que el enfoque espiritual ha estado estancado en donde Dios estuvo y has estado fijado en el pasado, que es hora de actualizarte, pero ¿cómo lo encuentras? La manera con la que Dios se conecta con el humano es por medio de su voz. Si te detienes un momento, dejas a un lado el teléfono, apagas las noticias en televisión, cierras la computadora, ¿qué escuchas? El ruido de la vida, el golpe de las circunstancias, tu propia mente recordándote cuan ocupado te encuentras y que no hay tiempo para esto, no lo sé ¿quién habla a tu vida? O mejor dicho ¿a quién permites que hable a tu vida? Mateo 4:4 dice: El respondió y dijo: "Escrito está: No sólo de pan vivirá el hombre, sino de toda palabra que sale de la boca de Dios".

Jesús hace una conexión interesante entre el estómago, el lugar donde procesamos el alimento y el oído, por donde percibimos las palabras. Es un solo cuerpo conectado por medio del corazón que se encarga de enviarles sangre y mantenerlos vivos. Será posible, pregunto, que la única voz que escuchamos provengan de los impulsos más básicos de nuestra existencia terrenal, como decir: qué comer, qué vestir, qué hacer, qué comprar o vender. Y perdamos de vista que hay algo más profundo que alimente nuestra alma.

Me encanta esta declaración que hace Jesús porque me dice que Dios está continuamente hablando, él desea que nos conectemos por medio de su voz. Aun cuando hayas perdido de vista o nunca lo hayas tenido antes, puedes tomar un descanso para apagar todas las voces que alteran tu corazón y poder aprender a reconectarte con su voz y saber que él tiene cuidado de ti.

Deseo que veamos esta parábola de Marcos 12:1 donde Jesús nos inspira a aprender a ejercitar el corazón, aprender a descubrir nuevas armas en el camino, volvernos más ágiles para la batalla y llegar adonde ni siquiera los has soñado. El corazón necesita una guerra que pelear, fuiste diseñado para combatir y vencer. Pero necesitamos este campo de entrenamiento para redefinir el enfoque de las razones por las que peleamos, ya que para vivir necesitamos pelear las batallas correctas.

Bajo esta lupa, se pudiera decir que la depresión es la pérdida de la razón por la cual peleamos, y distracción es estar peleando por las cosas equivocadas. La Biblia es una historia de guerra, entre la fuerza del mal que desea desviar los motivos de tus peleas, para terminar robándote el enfoque de tu vida, y Dios que por medio de una relación dinámica y activa desea ganar tu corazón para que retomes el verdadero entendimiento de lo que significa estar vivo. Estas cuatro etapas sirven para desafiarnos, confrontarnos, equiparnos y lanzarnos a todo lo que Dios ha preparado para nosotros.

No importa en qué etapa de tu vida te encuentres, si sientes que vives ahogado entre responsabilidades triviales y rutinas interminables que nos hacen sentir como ese ratoncito de laboratorio, corriendo en una rueda tratando de alcanzar el pedazo de queso, esta es tu oportunidad de retomar el sueño de tu vida. Te animo a tomar un momento para orar con Dios, tomar la determinación de poder reencontrar tu corazón para registrarlo en la mayor aventura que puedas llegar a tener. Es de valientes desafiar los confines que nos han impuesto, tu corazón fue diseñado para mucho más, no te limites, avanza, crece y extiéndete a tu mejor futuro.

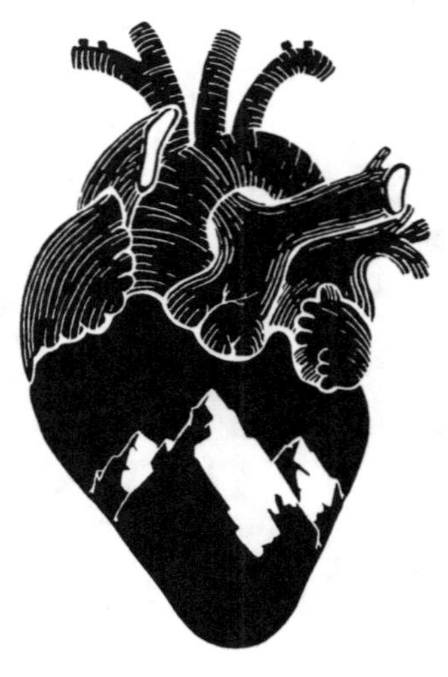

CAPÍTULO 6

Invierte en lo invisible

Las prioridades invisibles

Cuando Jesús termina su famoso Sermón del Monte, lo hace con una ilustración muy particular. Habla de 2 hombres que deciden construir una casa. Esa acción que despierta la pasión de nuestro ser, que devela los motivos por los que estamos en esta tierra: El constructor que llevamos dentro.

Los dos hombres tienen fe, han escuchado a Jesús y entienden que su lugar en la tierra es construir. Hasta este momento todo se ve igual, la diferencia se muestra en donde establecen su edificación. Cuando leo este pasaje me doy cuenta que las cosas que a Jesús le llaman la atención, son diferentes a las que me llamarían la atención a la hora de construir una casa. Lo que me emociona a mí, no es necesariamente lo que lo emociona a él. No hace referencia a qué tipo de diseño tendría la casa, qué colores serían con los que se pintarían las paredes o el tipo de jardinería que habría en el frente, no.

Él se preocupa en el fundamento. Lo que nadie ve, pero que se vuelve lo que sostiene el resto de la edificación. Entrenar al corazón, como la respiración, es enfocar nuestro esfuerzo en las prioridades correctas, aunque no sean las más populares. Se dice que el hombre sensato fue aquel que pudo excavar profundamente y ahondó hasta que encontró la piedra necesaria. El otro, me imagino, en su afán por ver resultados rápidos, por avanzar únicamente en lo visible, pierde de vista el paso más importante de todo edificio. El futuro que Dios tiene para ti es amplio, desafiante y por eso necesitas permitir el espacio dentro de ti, para cavar, ahondar y remover lo que pueda ser un obstáculo para sostener la edificación.

La inversión en lo no visible es probablemente uno de los factores más determinantes en la vida. Como una madre que se da cuenta que lleva adentro de sí una vida que está en desarrollo. Ella sabe que debe alimentar, invertir tiempo, esfuerzo y recursos en lo que no ha visto. Y es curioso, como se puede amar lo invisible.

Solo toma pasar por algún *hashtag* de Instagram para darnos cuenta que la gente desea ser exitosa. Hoy en día abundan las personas con buenos deseos, intenciones e incluso fe por lograr sus sueños, pero pareciera que algo sucede en el camino del deseo a la manifestación. Existe un gran abismo entre estos dos puntos. Mucha gente se queda a la orilla del anhelo, esperando que las circunstancias sean propicias para tomar acción, otros se lanzan con un deseo de llegar, pero en el camino encuentran obstáculos que los distrae y terminan regresando o quedándose varados dentro del hubiera.

Existe una historia que siempre me ha llamado la atención, se encuentra en Juan 5, donde Jesús se acerca a un estanque donde de tiempo en tiempo venía un ángel que movía las aguas y esto representaba una ventana de oportunidad para ser sano, me imagino que, al presentarse un hecho tan sorprendente, la fama de tal acontecimiento hacía que todos aquellos con necesidad llegaran a estar cerca del lugar, esperando poder ser el próximo en ser restablecido. Los que allí yacían tenían la fe para creer que podrían ser sanos, pero faltaba siempre algo.

Un hombre había estado allí por 38 años, aun cuando no sabemos la edad de él, por deducción podríamos decir que gran parte de su vida útil la había invertido en estar cerca del estanque. No era un problema de fe, porque sabía que existía una posibilidad de poder ser sano. Me imagino que cuando llegó pensó que podría ser el próximo, pero siempre en el intento alguien más se le adelantaba, en otras ocasiones cuando era el momento, no había cómo moverse para anticiparse a la multitud. Cuando Jesús se le acerca, nota no solamente que estaba enfermo, sino que había estado mucho tiempo allí. Me imagino que, al pasar de los años, las expectativas cambian y vamos encontrando comodidad en lo temporal, al punto que nos acostumbramos a vivir en los confines de lo que no ha funcionado.

El primer paso para entrenar nuestro corazón para el futuro, es poder enfocar nuestros recursos no en lo que ya vemos, sino en lo que Dios ha depositado dentro de cada uno de nosotros y que todavía no se ha manifestado. **Nuestra historia es un filtro que puede afectar el desarrollo de nuestro corazón,** entendiendo que el corazón necesita ser desarrollado para llevarnos al destino que Dios ha preparado para todos, es en ese proceso de alimentación donde el destino marca el proceso, y no la necesidad la que limita nuestro avance.

Es muy fácil distraernos del propósito cuando nuestra mirada está ubicada en lo que hoy enfrentas, como el enfermo en el estanque, ya había aceptado que probablemente no sería sano, primero porque su propia experiencia le recordaba eso, luego su condición lo sometía a vivir estancado físicamente y porque sus expectativas estaban condicionadas por lo que no se había dado. La inversión que hacemos en nuestro corazón puede ser para justificar nuestra historia o para escribir una nueva.

> La inversión que hacemos en nuestro corazón puede ser para justificar nuestra historia o para escribir una nueva.

Es curiosa la conexión que existe entre la boca y el corazón. Una de las frases más famosas de Jesús es: "De la abundancia del corazón habla la boca". Porque la boca refleja dónde ha estado habitando el corazón. Jesús ve la condición de aquel hombre cerca del estanque, discierne cuánto tiempo ha estado, pero en lugar de asistirle y resolverle el problema, que era obvio, se le acerca con una pregunta.

¿Quieres ser sano?

Es una pregunta que a simple vista puede parecer obvia, pero trata de confrontar lo que lo ha mantenido en el "pudiera", "hubiera". Jesús sabe que aquel hombre tuvo la fuerza y la confianza para llegar al estanque, pero en el camino algo sucedió que no le permitió llegar a la meta final. Se quedó tan cerca que lo pudo ver, pero tan lejos que no lo pudo alcanzar.

No contesta la pregunta de Jesús, pero si le revela lo que existe en su interior. En este punto de su vida, el enfoque de su esfuerzo era la justificación y no la solución. Le responde a Jesús las razones por las cuales se encuentra donde ha estado. Le habló de sus intentos fallidos, le habló de como otros le fallaron a la hora de la oportunidad, cómo nadie lo había tomado en cuenta. A Jesús no le interesa el por qué no ha llegado, solo le pregunta: ¿todavía lo quieres?

El poder del potencial

Cuando oramos es normal que pidamos en forma de productos terminados, pero algo que he aprendido en él, es que a Dios le gusta proveer en forma de semilla. Cuando alguien desea emprender un negocio, lo ve en su mejor estado, lo cual es excelente, pero a veces donde puede haber confusión es como lo recibiremos. En la parábola que Jesús habla, el hombre plantó un viñedo.

A simple vista se puede ver como cualquier tierra, pero adentro de esas pequeñas semillas existe un potencial inmenso.

__Mientras la tierra permanezca, habrá cultivos y cosechas, frío y calor, verano e invierno, día y noche.__
GÉNESIS 8:22

Dios hace un compromiso que mientras exista lo que hoy conocemos como tierra, estarán vigentes estas leyes, y dependerá de nosotros como las aprovechamos. Si pudieras verte en el futuro, en la mejor versión de ti ¿qué agradecerías que hoy hayas decidido? Al final de la carrera, si se te acercara alguien con un micrófono y te preguntara: ¿Qué decisiones tomaste para llegar hasta este punto? ¿Qué le responderías?

Tu corazón puede ir más lejos de lo que has imaginado. Pero no llegará solo. Hoy solo puedes llegar hasta donde tu corazón esté entrenado para llegar. Puedes aceptar donde estás como destino final o puedes invertir en lo que no se ha visto para alimentar lo que llegará a ser.

Tómale una foto

__No ceso de dar gracias por vosotros, haciendo memoria de vosotros en mis oraciones, para que el Dios de nuestro Señor Jesucristo, El Padre de Gloria, os dé espíritu de sabiduría y de revelación en el conocimiento de él, alumbrando los ojos de vuestro entendimiento, para que sepáis cuál es la esperanza a que él os ha llamado, y cuáles las riquezas de la gloria de su herencia en los santos, y cuál la supereminente grandeza de su poder para con nosotros los que creemos, según la operación del poder de su fuerza.__
EFESIOS 1: 16-19

Pocas cosas en la vida del mundo moderno, pueden ser tan irritantes, como el desear capturar un momento especial sacar el móvil para recibir un mensaje alentador diciendo: "Se te ha terminado el espacio de memoria". Y no importa qué versión del iPhone tengas, siempre encuentro la manera de llenarle la memoria de documentos, correos, videos y fotografías. Siempre. Y es en ese momento de angustia en el cual siempre me digo a mi mismo: "No sé cómo se me llenó tan rápido la memoria o ya sabía que tenía que borrar tantas fotos". Creo que este problema lo comparto con una buena cantidad de personas en el mundo, hace poco leía que solo en 2018 se subieron a redes sociales 1.2 trillones de fotos, si, TRILLONES. Hemos dejado a un lado el ser simples espectadores para convertirnos en productores de contenido digital, tratando de archivar todo momento que consideremos relevante.

Es curioso como Pablo ora por los Efesios, ya que no pide que Dios les conceda las peticiones o que los llene de cosas materiales, sino que hace memoria de ellos en sus oraciones pidiéndole a Dios una cosa: Que los ojos de su entendimiento sean iluminados. Por mucho tiempo me pregunté por qué no era suficiente ver con los ojos naturales sino con estos ojos internos, hasta que me di cuenta que probablemente él les deseaba lo mismo que le había acontecido a él un tiempo atrás.

En Hechos 9, Pablo iba camino a Damasco, y en el camino percibió una luz que lo hizo caer del caballo y lo cegó. La conversión de Pablo no fue un acontecimiento religioso, pues él ya tenía suficiente religión. Su conversión contó con cerrar los ojos naturales para abrir los ojos espirituales. La misma luz que le cerró una puerta, le abre la indicada. Para prepararlo para el futuro, era necesario abandonar los ojos de siempre, dejar de ver las mismas cosas. Los ojos naturales tienen la particularidad de que en el mucho movimiento pueden perder enfoque, después de ver tanto algo, es probable que la vista se canse. Hasta este punto Pablo tenía muchas actividades, pero tenía la mirada incorrecta, pensando que hacía un bien para Dios, Jesús le pregunta: "*¿Por qué me persigues?*" Tener el enfoque equivocado hace que el corazón tenga los deseos equivocados.

Para Pablo esa luz que representó su salvación, causó que su vieja mirada se apagara. Para que exista un equipamiento necesario del corazón, es necesario abandonar las miradas pasadas que nos han traído hasta el lugar en el que estamos. Los ojos representan en gran parte una limitante de dónde nuestro corazón nos puede llevar. La experiencia que él desea para los Efesios, es que sean iluminados, literalmente la palabra griega: *Photizó*, siendo esta una palabra de las raíces de lo que hoy conocemos como fotografía, herramienta tecnológica que nos permite capturar un momento en la historia.

Revelado

Yo fui de la generación que fue parte de la transición entre lo análogo y lo digital. Cuando era más joven tenía cámaras de film en el que una vez utilizado el rollo, debía ser llevado a un lugar para ser revelado. Entiendo que, para los más jóvenes, este proceso sea un tanto arcaico, pero no dejaba de ser fascinante y creo que muestra realmente lo que toma pasar de lo que no se ve hacia una imagen tangible.

Al inicio mi gusto por la fotografía y el cine, fue en gran parte motivado por el hecho de poder encontrar sentido y capturar emociones que naturalmente existen, pero no necesariamente son apreciadas. John Berger decía que lo que hace la fotografía un invento extraño, es que sus materiales crudos son la luz y el tiempo. En otras palabras, es la utilización del alumbramiento para crear una memoria, que queda guardada en el tiempo, pero me gustaría ir un poco más profundo y ver en realidad qué tipo de imagen es la que capturamos, por deducción sabemos que la única imagen que podemos recrear y guardar es una que está en el presente. Pero ¿qué tal la imagen que Dios nos provee? Él que siendo eterno no está encapsulado en el tiempo lineal como nosotros, sino que decide hablarnos desde el futuro, por ende, la imagen que nos provee es siempre una que no hemos visto o está en proceso de revelación.

La luz que iluminó a Pablo cerró sus ojos, pero abrió su corazón. Le hizo ver lo que desconocía, que su mirada pasada, aun cuando pensaba que hacía algo por Dios, era distorsionada al punto que perseguía y deseaba terminar con lo que Dios amaba. Su deseo estaba mal orientado por tener la visión incorrecta.

¿Qué hacer con esa nueva imagen? Curiosamente el rollo de film produce una imagen incompleta llamada, negativo. Dentro de ese film crudo existe la imagen que deseamos, pero hoy lo que percibimos es una imagen distorsionada. Mucha gente se dedica a tomar fotografías de lo que su vida podría llegar a ser, se emocionan por la posibilidad de que en algún momento en el futuro verán realidad su sueño, pero al sacar el rollo de la cámara, esperando ver el producto final, lo único que reciben es un negativo ¿qué sucede cuando la idea que captaste no es como la que tienes en tus manos? Para mucha gente, que acepta esto como estado final, causa una enorme decepción, la vergüenza de haberse emocionado inicialmente hace que aquel rollo quede guardado, pero nunca revelado.

Es probable que tú estés pensando que es absurdo lo que planteo acá, porque tú ya conoces el proceso completo y puedes llegar a asumir que el resto lo hace también, pero ¿qué sucede cuando lo único que tienes en tu mano es la versión distorsionada de lo que soñaste un día? Tal vez te casaste con la ilusión de que serían un matrimonio feliz y hoy lo que ves se encuentra tan lejos de esa idea original, o iniciaste una empresa con el deseo de verla crecer, pero te das cuenta del enorme sacrificio que hay que pagar para sea rentable.

Hemos hablado de visión y como es fundamental en el entrenamiento del corazón para llevarte adonde debes ir, pero debes recordar que en las manos correctas y en el proceso indicado, los negativos sufren una transformación llamada positivar hasta verla en la forma terminada. El hecho de que no tengas la versión completa, no quiere decir que debas aceptarla como final, todavía puede seguir siendo transformada.

Una vez que llevas el rollo al estudio de revelado, ellos lo llevan a un lugar llamado cuarto oscuro. Es curioso que, para sacar la luz del negativo, tiene que ser en un espacio carente de luz. El fin de la revelación no es únicamente entender que tienes una versión distorsionada o negativa, sino que el lugar de desarrollo es en el anonimato, fuera de la percepción pública. Ya no se trata únicamente de abandonar el pasado, ahora requiere una reubicación de estar en lo limitado hacia lo oscuro.

Y te daré los tesoros escondidos, y los secretos muy guardados, para que sepas que yo soy Jehová, el Dios de Israel, que te pongo nombre.
Isaías 45:3

Tengo claro que toda persona entiende la necesidad de la preparación antes de salir a la luz. Pero si podemos ser honestos, por razones de tiempo siempre estamos buscando como apurar el proceso de preparación y creo que es muy dañino. Las cosas buenas toman tiempo, y en la medida que Dios te tenga en un proceso de preparación, aprovecha el momento, porque cuando seas revelado, habrá mucho por lograr.

Lo que Dios provee lo da en forma de semilla. Entiendo que nuestras oraciones siempre sean en forma de productos terminados, lo que Dios mismo ha hablado acerca de ti es desde el futuro en una mejor versión de ti, pero eso no te exime del proceso de ser preparado en los lugares secretos. Uno de los lugares predilectos donde Dios le gusta trabajar es en lo secreto. Mientras en este tiempo la tendencia es que tan rápido producimos nuevos productos, Dios no tiene prisa y sabe cuándo sacarte a la luz. El hecho de que no veas nada en el escenario externo, no quiere decir que él no esté obrando en lo oscuro. Dios ha preparado tesoros escondidos en lo que todavía no has visto y has conocido, pero a medida en que confíes, al final de este proceso verás cumplido lo que él ha hablado.

Jesús nos marca la pauta al ser preparado en el anonimato por 30 años, creciendo en gracia y sabiduría para tener un impacto eterno en la humanidad al punto que, hasta el día de hoy, hablamos de ello. Reconozco que, en el mundo de rápido acceso, el tiempo se mide en micros de segundos, pero no pierdas de vista lo que Dios ha preparado para tu crecimiento en lo que no se ve.

En lo invisible existe vida. Como cuando plantas la semilla y literalmente permites que pueda salir diferente. No se trata de abandonar la semilla, se trata de una nueva manera de relación, donde no controlo, sino que riego con la confianza de que algo está sucediendo bajo tierra que pronto estará por salir. El corazón necesita reposar sabiendo que Dios está obrando algo que te sorprenderá.

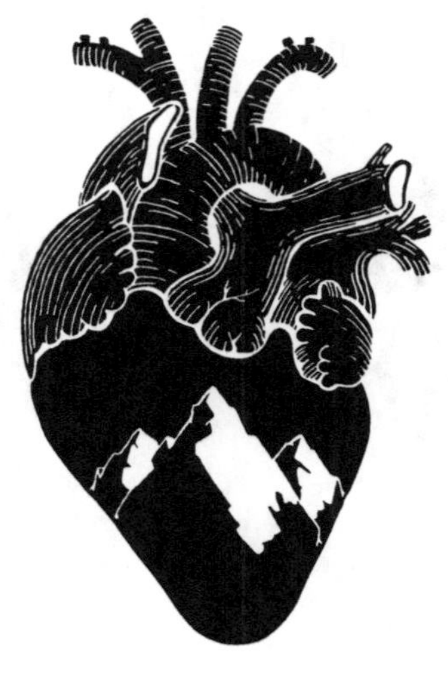

Protege lo minúsculo

En 1953 Theodor Seuss Geisel, más conocido como Dr. Seuss, viajó a Japón mientras trabajaba en un artículo para la revista Life, cuentan sus biógrafos que en el viaje le vino a la mente el tema: "Una persona es una persona, no importa su tamaño". Durante el periodo de la Segunda Guerra Mundial, el Dr. Seuss había publicado una serie de caricaturas ofensivas minimizando la cultura y a las personas japonesas, motivado en gran parte por el sentimiento producido por la guerra del momento.

Él en este viaje se da cuenta de su error al ver cómo la nación se recuperaba de los efectos de la guerra y cómo un nuevo sentido de crecimiento y esperanza se notaba en los rostros de los japoneses. Tal fue el impacto del viaje, que esa Navidad, se regresó en casa, escribió *Horton Escucha A Quién,* que es probablemente mi libro favorito de él. Horton es un elefante que se encuentra viviendo la vida como cualquier elefante, de pronto escucha una voz que proviene de un pedazo diminuto de polvo; existe una ciudad entera y se da cuenta que aún en lo más pequeño, más allá de lo que el ojo percibe, existen cosas sumamente valiosas.

Así como en lo invisible se producen grandes tesoros, debemos entender que ese tesoro está contenido en pequeñas cosas. Hoy en día es popular hablar de grandes cosas, de construcciones masivas, de inmensos proyectos y el corazón de hombres y mujeres aspiran a tener un pedazo de ese pastel mientras otros se intimidan y terminan abandonado su sueño. Creo que es válido aspirar a cosas mejores y soñar con crecer, tener metas y expectativas de progreso es importante, donde muchas veces viene el problema, es que cuando pensamos en ese futuro extraordinario, lo vemos desde nuestro presente ordinario y nos damos cuenta que existe un abismo entre los dos.

Hay una desconexión evidente entre lo que aspiro y lo que tengo, haciendo que no pueda ver el potencial que existe en eso pequeño que puede sentirse como insuficiente. La manera en cómo Dios nos confía el futuro es por medio de semillas.

> ***Después dijo Dios: Produzca la tierra hierba verde, hierba que dé semilla; árbol de fruto que dé fruto según su género, que su semilla esté en él, sobre la tierra. Y fue así.***
> GÉNESIS 1:11

Desde el inicio vemos la intención y plan de Dios para la creación, donde a la hora de crear las cosas no les provee únicamente el presente, el fruto en sí, sino que asegura que será sostenible al incluirle la semilla. Dios no únicamente creó un fruto presente, creo un sistema pensando en el futuro, para que cada vez que quiera manzanas, no tenga que volver a crear lo mismo, sino que el futuro esté contenido en el hoy. Con esa misma intención, Dios creó todo, incluyéndote a ti. Siempre he escuchado decir que las personas vienen desnudas, sin nada, y aun cuando es cierto que nadie viene con ropa o con herramientas en la mano, es un error creer que Dios te envió sin nada. Al contrario, él te envió equipado con lo que necesitas para llevar a cabo tu propósito en esta tierra.

Es crucial que sepas que adentro de ti hay un futuro contenido en tu corazón, que nace listo para ser descubierto. A medida que crecemos desconociendo esta verdad; la vida, las experiencias, las ocupaciones, las expectativas equivocadas, en lugar de ayudarnos a descubrir este tesoro, lo va escondiendo cada más profundo. Es probable que estés como el elefante Horton, chapoteando en el agua como cualquier día de mayo sin darte cuenta que hay un universo por descubrir.

Seguir el camino de Dios requiere de grandes riesgos continuos ya que nada grandioso ha salido de circunstancias normales de comodidad. Dice Filipenses 1:6 "Estando persuadido de esto, que el que comenzó en vosotros la buena obra, la perfeccionará hasta el día de Jesucristo". Esto me habla del compromiso que Dios tiene con nosotros y su obra. Muchas veces el progreso de una construcción no recae en la urgencia de verla terminada sino en el cuidado de los detalles mientras es construida. Él no está apresurado por vernos como obra terminada, pero desea que podamos valorar el proceso de transformación. Como humanos somos motivados por metas cumplidas que se nos olvida disfrutar el viaje, y creo que Dios valora mucho ese momento de transición.

Siempre que leo la historia de cómo Jesús vino a la tierra, me quedo asombrado en las formas tan únicas de cómo Dios obra. Es normal pasar por alto los detalles de su nacimiento porque sabemos el desenlace de su historia en la tierra. Pero Dios decide meter en problemas a María, pues ella estaba comprometida para casarse, pero era todavía una virgen. Obviamente no soy Dios, pero si yo fuese sido Dios en esa instancia, ¿a quién hubiese escogido para confiarle, no solo mi hijo, sino la salvación del mundo? He llegado a la conclusión que para una tarea tan trascendental, necesitaría la ayuda de alguien con mucha experiencia, especialmente con niños, lo más probable es que hubiese buscado a una mujer con muchos hijos, pues pudiera pensar que sabría qué hacer y cómo criarlo. Pero no Dios, Él escoge a una mujer inexperta y le confía su más grande tesoro.

Dios vio en María grandes virtudes mucho antes de lo que ella siquiera se imaginara, a tal punto que lo que ella recibe viene a causar un serio problema. El hecho de que ella estuviera embarazada sin casarse, era razón suficiente para morir de manera terrible, aun así, ella tiene la confianza de que lo que lleva adentro es extremadamente valioso. El hecho de que hoy sea minúsculo no significa que cargue el enorme peso de transformarte.

Cuando una mujer está embarazada empieza a experimentar síntomas, cuando esa semilla empieza a generarse, crea un caos y causa una alteración del orden establecido previamente. En esta etapa del desarrollo de tu corazón, debes aprender a identificar los síntomas o pulsaciones que te indican que algo se ha gestado. Entiendo que cuando pensamos en el futuro y en el propósito de Dios en nosotros, lo vemos como un proceso limpio, agradable y cómodo, lo siento, pero tengo que informarte que será todo lo contrario. Los cambios que experimentarás impactarán tu cuerpo y nunca más serás el mismo de antes.

Cuando decides lanzarte a la posibilidad de vivir en plenitud, no te desanimes cuando encuentres obstáculos, pero debes darte cuenta que son necesarios para desarrollar lo que hay dentro de ti. Es normal identificar el futuro con algo externo, probablemente muy lejano de donde nos encontramos, pero el futuro habita en ti y ese caos que sientes es tu mejor versión alistándose para salir a la superficie.

Esta etapa es muy interesante porque lo que llevas dentro es poderoso en potencial, pero frágil en su condición actual, y debes tener la capacidad de poder discernir los tiempos porque puedes desechar tu futuro. Este tiempo es para proteger y alimentar tu futuro, recuerda: tan poderoso que no lo debes subestimar, pero tan delicado que es fácil ignorarlo. De pronto el corazón empieza a generar unos impulsos que son una señal de que algo nuevo se está produciendo. En la parábola que Jesús relata, el hombre después de plantar un viñedo, lo cerca con un muro, lo cual es curioso, porque siembra en lo invisible para luego proteger lo pequeño. Se puede asumir que el hombre no esperó a ver el resultado final para decidir proteger su inversión, pero tuvo la intuición para saber que algo valioso había bajo tierra y debía tomar medidas para cubrir ese tesoro.

Así como Dios protege al bebé en el vientre de su madre, el dueño del viñedo crea un muro de protección, así nosotros debemos hacer con esas semillas que reforman nuestro corazón.

Las palabras construyen lo que el corazón interpreta

Y me dijo: Hijo de hombre, ¿vivirán estos huesos?
EZEQUIEL 37:3

Dios transporta a Ezequiel hasta un campo lleno de los restos de una batalla, le hace caminar por en medio de huesos esparcidos por un valle, mientras él cruza, siente como Dios le hace acercarse con mayor intención, probablemente para que sepa identificar la condición de lo que quedó de aquellos guerreros. Antes de que Ezequiel hablara, Dios le permite ver. Ezequiel observa y emite un juicio preliminar aseverando que aquellos huesos estaban secos, pero le agrega diciendo: "Y por cierto secos en gran manera". (Verso 2). Dios le permite ver una situación en particular, el profeta asume que entiende lo que está viendo y como juez, sentencia con un golpe del martillo sobre la mesa.

En su libro, ya no hay esperanza. Hasta este punto Dios no ha dicho una sola palabra, lo único que hace es medir lo que el profeta puede ver y por ende juzgar. Una vez hecha la auditoría, Dios le habla a Ezequiel y le hace cuestionar no lo que sus ojos ven, sino lo que interpreta. Claro, son huesos secos, los restos olvidados de guerreros que se enlistaron en el ejército, posiblemente con anhelos de superación o de que sus nombres se convirtieran en leyendas y que los niños cantaran de sus hazañas, pero hoy solamente son una idea fracasada.

Aún en medio de esta realidad tan desoladora, Dios le pregunta: ¿Crees que exista esperanza para ellos? Puedo asumir que la pregunta lo toma por sorpresa porque ya había visto lo suficiente como para cerrar el libro, pero Dios le hace cuestionar si a pesar de ver lo que vio, era suficiente como para dar por terminado ese capítulo. Me imagino que todavía procesando la pregunta no le queda otra opción que decir: Pues eso sólo tú lo sabes...

Hasta este punto Ezequiel ha existido en el ámbito de describir lo que ve en base a una colección de experiencias, regulaciones, normativas y mucha opinión personal. Las palabras que utiliza habla del nivel más básico de comunicación, el cual es la descripción de las cosas. Él solamente miraba con base a tratar de explicar cómo eran las cosas, lo cual Dios mismo le hace cuestionar. Dios no le impone una imagen de cómo son las cosas, primero le muestra la escena y ve cómo Ezequiel llena el resto de los espacios vacíos, luego Dios antes de cambiar el escenario, le pide a Ezequiel que cambie su lenguaje.

En lugar de Dios salir al encuentro y resolver el problema, le revela al profeta que ya en él existe una herramienta para crear una nueva opción. Dios al inicio le consulta cómo puede observar como un humano básico, con la mirada puesta en describir su entorno para después pedirle que opere de acuerdo al llamado que Dios le ha hecho. "Profetiza sobre estos huesos", le dice. En otras palabras, no quiero que continúes en el ambiente de hablar del problema, pero ahora quiero que le hables al problema. La transformación no está en conocer más acerca del problema, sino en saber cómo hablarle al problema. "Cuando *únicamente hablo de las circunstancias*, el poder está en el problema, más cuando le hablo al problema con la mirada de Dios, el poder está en lo que hablo".

Puede ser que la razón por la cual el temor te ha ganado hasta hoy, es porque lo único que has hecho es hablar de cómo es, de los logros del temor, de todo lo que te ha dicho, de cómo te ha acompañado en los pasajes importantes de tu vida, de cómo te ha ubicado en una prisión y tu corazón lo ha aceptado como definitivo. Inicia como una percepción de las cosas, antes de que los edificios sean construidos, existen arquitectos que diseñan lo que será con base a lo que alguien más ha visto. El corazón funciona muy similar, ya que su naturaleza es construir plasmando lo que ve por medio de votos, juicios y resoluciones internas y planifica los límites establecidos que tendrá la edificación.

Las palabras vienen siendo las que proveen los materiales para que la construcción se lleve a cabo y las decisiones son la mano de obra que pone todo junto. En todo lo que decidas o no construir, la realidad es que has llegado a algo. Sea como sea, tu vida está sostenida en las decisiones que has tomado con base a las palabras que has hablado.

Hemos hablado de la importancia de interpretar las cosas no con base a una medida encontrada en el mundo de las cosas, sino que puedas adquirir la mirada del Creador del mundo de las cosas. La capacidad de oír lo que Dios ha dicho te dará la habilidad de materializarlo. Es muy normal que el mundo externo tenga un impacto directo en la construcción de lo interno, moldeándolo a la manera que más considere apropiada, y si tu desconoces que Dios ha puesto una herramienta de creación en ti, solamente habitarás en el ámbito de tratar de explicar cómo son las cosas. Para que el temor, la duda y el fracaso sean construidos, necesitan que tus palabras le provean los materiales, de igual manera cuando Dios desea manifestar algo en tu vida, utilizará los canales que él ha provisto.

¿Qué están construyendo tus palabras? Tal vez te encuentres en la disyuntiva entre la visión del futuro y la realidad presente, estancado entre desear algo mientras construyes otra cosa. En esta etapa del desarrollo del corazón, es importante confiar en las semillas que Dios ha plantado dentro de ti, y debes aprender a proteger esa inversión. Tu futuro necesita de tu cuidado. Siempre me ha parecido sorprendente como María, la madre de Jesús, tuvo que dar a luz y cambiarle los pañales a lo que terminaría salvándola a ella. Jesús que era el hijo de Dios, salvador del mundo, el cual podía sacar monedas de peces, convertir piedras en panes, en este momento de su historia, dependía directamente del cuidado y nutrición de María. ¿Qué tal si lo minúsculo que Dios te ha confiado termine siendo lo que irá cambiando tu vida? Así como el dueño del viñedo siembra semillas y las protege, reconoce que están en camino esas semillas, y cuando crezcan, serán las que cuiden de él.

Alimenta tu futuro

Cuidar lo minúsculo, no es minimizar el potencial de lo que hay en tu mano, sino saber que necesita un cuidado especial, que hay que alimentarlo y confiar que contenido existe una infinidad de posibilidades. Como la madre con el bebé que se forma en su vientre, entiende que lo que la alimenta a ella, también alimenta lo que lleva adentro. El crecimiento o desarrollo del bebé está de la mano con lo que la mamá permite que le afecte a ella.

Puede que haya un sentido de frustración cuando ese deseo de tu corazón se encuentre en una etapa de infancia. Tal vez te tome cambiarle los pañales a tu sueño, o tengas que darle de comer en la boca, incluso debas llevarlo a la escuela. Requiere de fe el poder entender este principio. Mucha gente termina con sueños desnutridos porque su afán está en ser ellos mismos alimentados sin darse cuenta que ya han crecido y su portafolio de responsabilidades ha cambiado.

Cuando el corazón vive para su satisfacción personal se vuelve alocado e insaciable, como alguien que toma agua salada, mientras más toma de ella, más sed le da. Debes tomar conciencia de que ya no puedes vivir en la necesidad constante, buscando llenar tu corazón con placeres a expensas de abandonar tu futuro. La religión es experta en recriminarte los errores, y nuestro corazón es como el hijo pródigo que tomó fuera de tiempo lo que le pertenecía. Nadie le iba a quitar la herencia de su padre, pero su corazón estaba anhelando satisfacerse vanamente al punto que ya no únicamente no tenía herencia, pero su condición era mucho peor. La culpa se vuelve el amo que domina al que ha buscado satisfacer el corazón en los lugares equivocados. En su interior existe una lucha entre la posibilidad de restablecerse como hijo o quedarse en el fango.

Es curioso como el hijo pródigo vuelve en sí diciendo: **¡Cuántos jornaleros en casa de mi padre tienen abundancia de pan, y yo aquí perezco de hambre!** Lucas 15:17 ¿Alguna vez te has identificado con ese comentario? Sabiendo en tu corazón que hay algo mejor, pero te sientes demasiado lejos como para regresar de la misma manera, el daño ya ha sido mucho, el futuro ya está perdido, el bebé ya no reacciona.

Aún en medio de ese tormento, el hijo prodigo construye un posible futuro, ajustado a su percepción de las cosas.

> *Me levantaré e iré a mi padre, y le diré:*
> *Padre, he pecado contra el cielo y contra ti.*
> *Ya no soy digno de ser llamado tu hijo;*
> *hazme como a uno de tus jornaleros.*
> Lucas 15:18-19

Su historia define la extensión de su herencia. De nuevo, él asume la reacción de su padre mucho antes de que regresara. El corazón ya había delimitado el espacio de su habitación y las condiciones que lo mantendrían como resultado de sus errores. A pesar de regresar con la visión incorrecta, lo que es digno de admirar es que se enfrentó a ese temor de ser rechazado. Antes de que viera algo externo, tuvo que construir algo interno.

Cuando Ezequiel empieza a profetizar sobre aquellos huesos, nota que existe una reacción explosiva y esto causa que los huesos se empiecen a juntar. Primero escuchó, luego vio. El ruido y el temblor crearon el escenario para que el milagro sucediera, y en muchas ocasiones, esa sensación de incertidumbre inicial acerca del futuro puede venir a ser el catalizador para que las cosas sucedan si puedes seguir hablando y confiando.

El ruido y el temblor usualmente son una señal de destrucción, pero Ezequiel ya había aprendido acerca de emitir juicios de antemano, lo que para otros es un síntoma de lo peor, ahora se torna para causar el bien.

Ezequiel observa que los guerreros se vuelven a formar con la particularidad de ir de adentro hacia afuera. Tu futuro es restaurado por medio de ver lo que habita en el interior, aquello que permites exista en tu ser; los sentimientos, emociones e intenciones que dominan tu corazón para ser expuestos a una verdad distinta a la experiencia pasada. Cuando permites que lo que llevas adentro sea construido por las palabras que generan ese futuro, verás como todo lo demás cae por su peso.

Aprender a proteger lo minúsculo es saber que las palabras que utilizamos y las decisiones que tomamos diariamente, construirán una nueva realidad, que siempre termina siendo mayor que nosotros mismos.

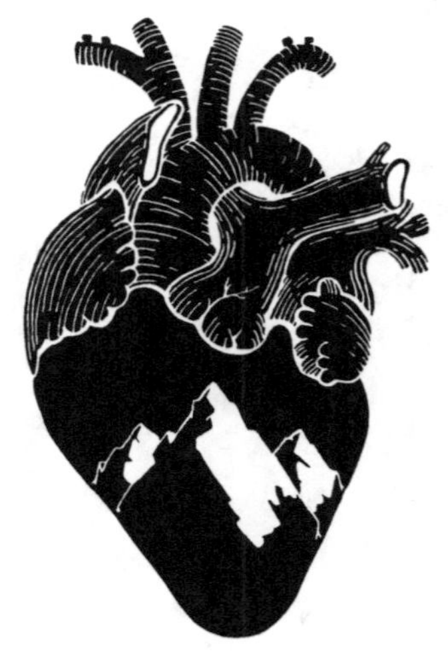

Transforma lo incompleto

La Universidad de Harvard publicó en 2018 un artículo que mencionaba la interesante relación que existe entre la música, la actividad del cerebro y el funcionamiento del sistema nervioso. Una de las cosas que me llamó la atención, fue la conexión directa que existe con la resistencia del corazón. Cuando las personas son estimuladas por la música, especialmente cuando realizan actividades físicas, el corazón con el paso del tiempo se va fortaleciendo. Pareciera que el lenguaje del corazón funciona muy similar al de la música, y siempre me ha parecido inmensamente cautivador todo lo que se puede lograr con apenas 7 notas.

Hasta este punto hemos hablado de la importancia de invertir en lo invisible y aprender a proteger los minúsculo, ahora quiero que podamos conversar del siguiente paso en este proceso: Transformar lo incompleto.

Si tomo un instrumento no quiere decir que con el hecho que pueda memorizarme las 7 notas, es que podré inmediatamente crear música. El corazón funciona muy similar, con aprender buenos principios y memorizarme buenas costumbres, no quiere decir que el corazón será desarrollado. Es un balance entre las acciones correctas y la habilidad de gestar una transición con esas notas. En la música esas 7 notas se relacionan entre sí por medio de acordes, escalas que van evolucionando para crear las emociones que afectan nuestro ser. El corazón necesita de esos hábitos básicos, acerca de los cuales hemos hablado, necesita una combinación de repetición con evolución para ir creando melodías con las que nos sintamos cautivados. La música toca el alma porque habla un idioma muy similar.

Cuando un músico está aprendiendo una canción, tiene su mirada fija en la lectura de una hoja para poder ejecutar correctamente, a medida que va memorizando la canción, va dejando la hoja e incluso cierra los ojos. ¿No te parece curioso que los músicos en ocasiones cierren los ojos cuando tocan? Parece que el instrumento, la música y el corazón están en sintonía y se convierten en uno solo.

En el proceso de formación, los ejercicios básicos de musicalización buscan familiarizarse con el instrumento por medio de su propio lenguaje, repitiendo escalas y practicando acordes hasta que ya no sea un lenguaje externo, sino interno.

Los hábitos y los comportamientos de éxito no vienen como actos de magia, sino que es un reaprendizaje donde se requiere de un compromiso a la repetición formativa desarrollando la creatividad por medio de la espontaneidad. Este balance es importante porque la repetición por naturaleza es rígida, pero cuando permites que el lenguaje se desarrolle, en tu corazón empezará a manifestarse por medio de la combinación de melodías que hablan, de lo que hay en tu interior. Este es el lenguaje del corazón.

No sé exactamente dónde te encuentras, pero ¿has notado como se dan las direcciones en muchas partes de Latinoamérica? Siempre he pensado que U2 se inspiró en las calles latinas para escribir: Where The Streets Have No Name (Donde las calles no tienen nombre), porque así pareciera cuando pides direcciones, y claro que existen nombres, pero me hace pensar que la gente no desea utilizarlos. Aun cuando la gente no sepa darte la dirección física con una ubicación válida para el GPS, te pueden llevar con los ojos cerrados.

Al inicio, la música es un entrenamiento de la mano, con el cerebro tratando de memorizar acordes, pero llega un punto que el cerebro y el oído se relacionan con los sonidos que reconocen, sin leer en un papel. Ese es el trabajo de los hábitos, cualquiera que sea el que aprendas. Tu futuro es la ejecución de una melodía que fue impresa en tu corazón por Dios, toma dedicación, esfuerzo y el romper con los miedos, lograr descubrirla. Por medio de la memorización y la práctica, puedes aprender a evolucionar lo que sabes.

Desde muy joven he tenido la oportunidad de servir en el ministerio. Empecé yendo a grupos de jóvenes y descubrí que tenía una pasión por hablar. Desde la juventud mi pasión fue la comunicación en sus múltiples formas, el problema estaba en que era muy joven para predicar desde un púlpito. Así que encontré espacios en colegios y universidades hasta que de una iglesia grande me llamaron para preguntarme si yo podía traducir el mensaje de un pastor invitado. Yo accedí sin mayores expectativas y lo hice. Al final, tanto el pastor de la iglesia que me invitaba, como el invitado, me agradecieron y a partir de ese punto mi vida tomó un giro bastante inesperado.

De pronto de muchos lugares me llegaron invitaciones para eventos en los que necesitaban traductor. Al inicio me gustó la idea hasta que poco a poco me di cuenta que solamente me querían como traductor y no como predicador. Mi pasión era predicar, no traducir, pero noté que Dios estaba dándome favor en lo que no quería hacer, hasta que un día después de mucho pelear con ello, decidí decirle al Señor que, si esto es lo que él tenía para mí, entonces lo aceptaba alegremente.

Allí fue el siguiente giro inesperado que me ha traído hasta este momento, ahora hago lo que verdaderamente me apasiona y me siento agradecido por poder servirle de diferentes maneras. A medida que fui creciendo en esa área, me di cuenta que pude desarrollar una habilidad para poder traducir palabras y entender emociones comunicacionales, hasta que un día mientras esperaba la respuesta de alguien por algo que le había pedido, empecé a molestarme y a pensar lo poco que valoraba mi tiempo, después de unos días me preocupé porque pensé que la persona se había enojado conmigo, en varias ocasiones escribí textos molesto sin enviar, preguntando qué había pasado, en momentos me culpaba a mí mismo, en otros culpaba a la otra persona, hasta que después de varios días me contestó disculpándose porque había estado muy enferma.

Como te puedes imaginar en ese momento, me sentí terrible por haber juzgado sin conocer qué pasaba y me di cuenta de algo: Yo había desarrollado la habilidad de traducir palabras, pero todavía no había aprendido a traducir el silencio. Y por traducción me refiero a la capacidad de recibir algo de una manera y convertirlo en otra sin que pierda su esencia. A los predicadores que yo les traducía, ellos hablaban en inglés y yo lo traducía al español. Era el mismo mensaje en otro idioma.

Una de las mayores virtudes que tu corazón puede llegar a alcanzar, es de aprender a traducir. No todo lo que recibes fue destinado a que se quede de la misma forma, cuando recibes un hijo viene en modo formación y depende del padre cómo se irá formando. Dios nos bendice constantemente con incluso aquellas cosas que no tengan apariencia de bendición al inicio, pero él desea que aprendamos a traducir las cosas a la manera de él para que sea entendible en el nuevo lenguaje.

¿Te identificas con lo que menciono? De pronto te has sentido en medio de circunstancias que no tienen sentido, te embarga el temor, la intimidación y pareciera que Dios está callado. Él siempre está hablando, ya sea por palabras o por silencio. El hecho de que no escuches no quiere decir que él no esté obrando, solo porque no percibas su voz, no significa que no está cerca peleando por ti. En esta etapa de convertirte en imparable, debes aprender que muchas cosas, parecerán que te detendrán o podrán convertirse en trampolines para tu despegue.

José lo entendió a la perfección después de un largo proceso donde pudo entender que debía de traducirlo en algo mejor.

Hace unos meses mientras conversaba con un amigo que se dedica a arreglar y orquestar música acerca de esto, me mostró una hoja donde estaba trabajando una canción. Te soy honesto, cuando me la mostró yo la vi como un cuadro de garabatos lleno de líneas, puntos por todos lados que para mí no significaban absolutamente nada. Él se me quedó viendo con una sonrisa porque sabía que yo estaba perdido, aun cuando yo sabía que esas líneas y puntos representaban música, yo no podía leerlo. Luego conectó su teléfono móvil a un parlante y me mostró lo que la pagina decía en un idioma que yo entendía. Me di cuenta que si miramos las cosas tal como las recibimos sin el entrenamiento necesario, puede que signifique algo completamente distinto.

Así funciona el propósito de Dios en nuestra vida, venimos con acordes, notas, escalas, progresiones que no significan mucho al inicio, pero a medida que nuestro corazón va practicando y evolucionando, aquella hoja de garabatos se convierte en melodía para nuestra vida y la de los demás.

> **Entonces dijo José a sus hermanos:**
> **Acercaos ahora a mí. Y ellos se acercaron.**
> **Y él dijo: Yo soy José vuestro hermano,**
> **el que vendisteis para Egipto. Ahora, pues, no os**
> **entristezcáis, ni os pese de haberme vendido acá;**
> **porque para preservación de vida me envió Dios delante**
> **de vosotros. Pues ya ha habido dos años**
> **de hambre en medio de la tierra, y aún quedan**
> **cinco años en los cuales ni habrá arada ni siega.**
> **Y Dios me envió delante de vosotros,**
> **para preservaros posteridad sobre la tierra,**
> **y para daros vida por medio de gran liberación.**
> **Así, pues, no me enviasteis acá vosotros,**
> **sino Dios, que me ha puesto por padre**
> **de Faraón y por señor de toda su casa,**
> **y por gobernador en toda la tierra de Egipto.**
> GÉNESIS 45: 4-8

Me puedo imaginar que José pensó la razón por la cual sus hermanos lo habían vendido, por qué la esposa de Potifar lo había acusado y por qué en la cárcel se habían olvidado de él, pero ahora veo a un José que ha aprendido a traducir las cosas. Lo que en su momento se sintió como que el mundo se le venía encima, se convirtió en su trampolín. Vamos, tradúcelo.

La transición en función

***Dijo luego Dios: Haya lumbreras
en la expansión de los cielos para separar
el día de la noche; y sirvan de señales para las
estaciones, para días y años.***
GÉNESIS 1:14

Así como la música se desarrolla en la combinación de repetición y evolución, así también el proceso de transformación en el corazón requiere de: Tiempo. Dios separa el día de la noche y establece estaciones para que sirvan de señales para que tengamos la habilidad de manejar el tiempo. El ritmo que se establece en la música es consecuencia de la repetición y evolución, así también la vida va avanzando, haciendo que el corazón entre en ritmo.

Cuando existe la arritmia es porque el corazón natural no tiene un ritmo normal, causando una descomposición en el resto del cuerpo. Nuestro corazón necesita entender el tiempo para crear un ritmo que le permita crear resistencia, esa capacidad para resistir con fuerza en el tiempo. Como les mencionaba al inicio, en los últimos años he encontrado un interés por correr, no mucho tiempo después de que se despertara ese interés, me metí a una carrera de 5 kilómetros, lo cual fue un tremendo desafío, lo terminé, pero me di cuenta que me faltaba resistencia para correr a un ritmo suficiente para alcanzar una buena marca de tiempo.

En esta etapa de la parábola de Jesús, el dueño del viñedo decide construir un lagar. El lugar donde la uva es tomada para ser machacada y convertida en jugo de uva, que eventualmente será vino. La uva experimenta un proceso de transformación de pasar del fruto, al jugo, al vino. El lagar se convierte en el lugar de transición en el cual puede ser doloroso, pero necesario a la vez. Hasta este punto, en cada una de las etapas, la semilla y la fruta, son la misma, aquí su naturaleza es confrontada para convertirla en algo mejor.

Transición es la habilidad de pasar de un estado a otro, cuando nosotros estamos comprometidos a este proceso de cambio dice el libro de Hageo 2:9 que la gloria postrera será mayor que la primera. Mucha gente habla de éxito como una consecuencia externa, pero Dios nos invita a alcanzar el éxito por medio de la transformación interna.

De la misma manera en cómo los días avanzan, se miden por medio de estaciones, así también el corazón mide su progreso. Entiendo que la gente quiera los cambios como acto de magia donde se tome una píldora sanadora y todos sus problemas se extinguen, pero para entender el corazón, hay que comprender que vivimos en temporadas o también llamados ciclos.

Ciclos son espacios de tiempo donde existe una oportunidad de generar la fuerza para producir algo nuevo. Si vemos la naturaleza, Dios creó las estaciones para que la tierra pudiera descansar, renovar fuerzas y florecer en un nuevo tiempo, cuando interrumpimos este proceso, esto viene a afectar las cosechas, además de causar un desbalance ecológico. De igual modo, nuestro progreso o estancamiento está relacionado con el tipo de ciclos en los que nuestra vida se encuentra. La depresión, el desánimo y la tristeza son factores que afectan tu crecimiento, creando una atmósfera en tu vida que no importa que suceda a tu alrededor, siempre te sentirás de un modo insatisfecho. Es en momentos como este donde es importante escuchar a Dios para romper ciclos negativos.

Si te fijas lo que Dios creó son círculos. Ciclos que se repiten y que están en constante movimiento. Todo lo malo y lo bueno en tu vida es producido por los ciclos en los que te encuentras. En la visión que Ezequiel recibe de Dios, él nota algo muy particular, describe que había ruedas (Ezequiel 1:15-17) incluso que habían ruedas sobre ruedas. Un circulo adentro de otro circulo que estaban en constante movimiento, pero no iban hacia atrás. Quiero que tomes unos minutos para pensar en la visión que tiene Ezequiel. Dios mostraba su fuego, le da una perspectiva de lo divino y lo que ve son ruedas que podríamos traducir como ciclos de vida.

A las ruedas se les llamó «torbellino», y yo lo oí.
Ezequiel 10:13 (NBLA)

Lo que Ezequiel oye es el nombre de los ciclos a los que Dios desea introducirte. Un torbellino viene a remover lo previamente establecido, en ese lugar donde pasa ese torbellino se experimenta pérdida de cosas para ser remplazadas por nuevas. Dios quiere sacarte de los lugares y ciclos en los que ha habitado tu corazón, por demasiado tiempo, te has encontrado deseando escapar de emociones o situaciones negativas, experiencias que te han estancado, además de agotar tu corazón. El torbellino es lo que has necesitado, para romper con las estructuras pasadas que han limitado tu visión.

El proceso de renovación debe ser constante porque todo lo que está vivo necesita movimiento. Jesús mismo promete que cuando entramos en una relación personal con él, como resultado de nuestro interior correrán ríos de agua viva (Juan 7:37) donde su amor es como una enorme inundación (Romanos 5:5) donde remueve lo viejo e innecesario para renovarnos.

**De modo que, si alguno está en Cristo,
nueva criatura es; las cosas viejas pasaron;
he aquí todas son hechas nuevas.**
2 Corintios 5:17

El estar en una relación con Cristo es un cambio de posición porque no solo estamos con Cristo, sino en Cristo, esto habla de una transformación completa que como resultado es un proceso de remplazo de cosas viejas para darle espacio a cosas nuevas. Es importante recalcar que la palabra vieja habla de tiempo, pero también de vigencia. Usualmente cuando este versículo se utiliza, se hace en forma de hablar del pecado de las personas, pero cuando vienen a Cristo, esas acciones y actitudes pasadas deben ser remplazadas por nuevas. Y si es muy cierto, pero la palabra vieja significa un poco más. Aquí Pablo utiliza la palabra griega *Archaios*, de donde tomamos el vocablo: arcaico. Esto nos da una mirada más profunda de lo que Pablo desea comunicar, porque arcaico puede ser algo que siempre ha sido malo y lo sigue siendo, pero también puede significar fuera de vigencia, algo que en algún momento fue bueno, pero ya ha caducado.

De pronto te ha pasado que olvidas alguna comida en el refrigerador y después de unos días te acuerdas, lo sacas, lo tratas de calentar en el microondas, pero te das cuenta que el olor ya no es el mismo, la apariencia no fue como la primera noche que lo comiste, ya está malo. Esa caducidad existe en todo en la vida cuando se deja más tiempo de lo que puede durar, en un matrimonio si no puedes seguir construyendo una relación e ir evolucionando en las diferentes etapas, un día desearás conectarte con esa persona solo para darte cuenta que ya no es lo mismo.

Todo lo que tiene vida requiere movimiento. La transformación que tu corazón necesita es poder conectarse con Dios en una relación constante para remover lo que ya no sirve para remplazar con lo nuevo.

Esta etapa es emocionante, desafiante, te llevará a cuestionar todo en tu vida. Las cosas que no te permiten moverte hacia ese destino del que sueñas, ese lugar que tu corazón anhela y no descansará hasta llegar.

Entiendo que tu mente está puesta en grandes cosas en el futuro, que tu agenda esté llena de reuniones importantes, pero no te permitas obviar esta etapa de renovación. Es difícil, porque todos anhelamos cambio, pero desde la comodidad. Es más fácil cambiarse el color del cabello, ponerse maquillaje, arreglar la casa, que estar dispuesto a abandonar lo arcaico que nuestro corazón ha venido cargando.

Me gustaría invitarte a que tomes unos minutos para meditar en las cosas que deben ser removidas para darle espacio a nuevas creaciones. Es en este momento de silencio cuando descubres que el ritmo que mueve tu corazón hace una pausa para reflexionar.

Los Salmos son una colección de oraciones musicalizadas, en 71 ocasiones se expresa la palabra *Selah*, que es una indicación para detenerte a meditar en lo que se acaba de cantar, seguido de este momento de reflexión se invita a un cambio de dirección.

Para reparar o remplazar alguna parte del auto, es necesario detenerlo, es una hazaña demasiado riesgosa e innecesaria querer hacerlo mientras camina. Aun cuando sientas la presión de avanzar, crecer e ir por más, es importante que tomes el tiempo para descansar. Parte del ritmo del corazón es saber cuándo bajar la intensidad y recuperar fuerzas.

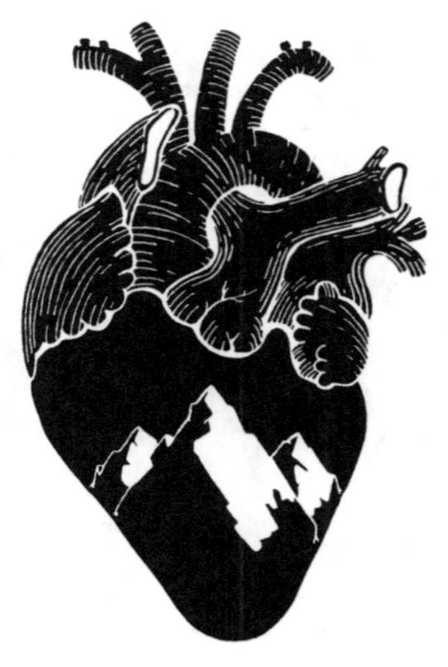

CAPÍTULO 9

Lánzate a lo imposible

Hemos llevado el corazón por un fuerte entrenamiento aprendiendo a respirar, a enfocar nuestra mirada no en el dolor del proceso, sino en la meta, con cada día que practicamos vamos fortaleciendo su resistencia, vamos midiendo el progreso para llegar a este punto. Hoy es el gran día. La hora de la verdad. No hay mañana. Todo lo que hemos aprendido en los procesos está a punto de dar fruto, con las herramientas, el equipamiento que van de la mano con la fortaleza del corazón que has entrenado, ya que no puede existir entrenamiento sin ponerlo en acción. Delante de ti hay un futuro, tu visión está puesta en la meta final, has sido diligente con tu compromiso. Es tiempo de ser lanzados hacia lo imposible.

Como flechas en las manos de un valiente

No todas las personas son padres, pero si todos somos hijos. A pesar de las circunstancias en las que hayas llegado a esta tierra, eso no cambia el hecho de que tengas un propósito. Salmos 127 nos compara con flechas en la mano de un valiente, y en esencia eso es lo que somos. A lo que te dediques en esta vida, el oficio que tengas o los intereses que tengas, es secundario, lo primordial es entender que fuimos diseñados para ser flechas.

Cuando escuchas la palabra pecado ¿qué se viene a tu mente? Probablemente una acción que quiebra las leyes del orden establecido por Dios. Pero quiero que veamos desde su concepción original, en la tradición hebrea, se utilizaba el término *cheit* para referirse al pecado, lo cual se traduce literalmente como "errar el blanco". Era un término de arquería donde había un blanco por pegarle, y la persona que mediante el arco lanzaba una fecha sin pegarle a ese blanco deseado. Por el contrario, la palabra de Dios es "pegarle al blanco". En esencia el corazón no solo quiere sentir o inspirarse, sino que anhela pegarle a algo.

Lo que hemos hablado desde el inicio tiene que ver con mirar las cosas correctas con la perspectiva correcta, generando el alcance que nos permita pegarle al futuro deseado. Viéndolo desde este punto, el pecado no es solamente portarse mal, sino todo lo que me lleve a distraerme del blanco. Vuelvo a la pregunta ¿qué te detiene? ¿Qué cosas hay en tu corazón que no te permiten alcanzar el máximo de tu potencial para pegarle a lo que fuiste diseñado para pegarle?

Una torre

El dueño del viñedo entonces construye una torre, que esencialmente sirve para tener una visión más amplia. Este elemento es trascendental en el crecimiento hacia eso extraordinario que Dios tiene para ti. Muchas veces cuando hemos alcanzado cierto grado de libertad o de éxito relativo, puede ser normal acomodarnos a ese lugar de bienestar cómodo. Las cosas no están mal, nos llenamos de actividades, las cosas avanzan con cierto ritmo, existen altibajos, pero poco a poco la rutina de la misma estructura nos va consumiendo hasta que le roba la expectativa de seguir avanzando.

Esto mismo le sucede a la iglesia en Éfeso a la cual Jesús le envía un mensaje diciendo que ha perdido "su primer amor" (Apocalipsis 2:4). Él no reprueba lo que hacen, a decir verdad, les hace notar que ha visto su arduo trabajo y dedicación, pero algo en el camino de estar tan ocupado hace que el corazón se vaya conformando y poco a poco vuelven las cargas, la ansiedad, los temores. Vuelven a tocar la puerta y el corazón va perdiendo su "estar en forma". Voltaire decía que lo bueno es el más grande enemigo de lo mejor. Hasta este punto el fruto ha estado protegido por las paredes del muro, en esa etapa de protección era necesario que estuviera escondido, necesitaba estar siendo alimentando, cuidado para su desarrollo.

El peligro de quedarnos en el mismo lugar es que nosotros crecemos, pero el viñedo sigue siendo del mismo tamaño. El muro que al principio te protegía, ahora te está confinando a un espacio reducido. Sé agradecido por donde empezaste, pero debes reconocer que tu visión puede estar condicionada a ver únicamente dentro del muro. Mucha gente busca lo bueno, pocos se arriesgan a lo mejor, mi oración es que puedas extenderte más allá de donde has pensado, que te puedas dar cuenta que si hoy te encuentras respirando es porque todavía hay algo más para ti. Edificar una torre es necesario para ver más allá del muro, para expandirte a un horizonte sin fronteras.

La medida de fe que Dios te ha dado no es para mantenerte adentro del muro, sino para ver desde la torre. La transición es necesaria, como cuando ha llegado el tiempo de dar a luz y el vientre que fue un lugar de protección se vuelve insuficiente al punto que se torna asfixiante. ¿Alguna vez te has sentido así? Lo que en un momento fue bueno ahora resulta asfixiante, en el caso del bebé, seguir en el vientre representa eventualmente la muerte, con nuestro corazón puede ser igual.

El pueblo de Israel pasa 430 años en Egipto, curiosamente llegan por una necesidad a una respuesta temporal, luego deciden quedarse de manera permanente, causando un estancamiento, terminando en esclavitud. Empezó como algo bueno, pero el acomodamiento, dejando pasar mucho tiempo en el mismo lugar causó que, llegaran a estar en la condición de esclavos voluntariamente. Egipto se traduce como "Lugar Estrecho". Un lugar donde se morían de hambre, trabajaban para apenar subsistir, al mismo tiempo que representaba una cárcel de la que Dios estaba listo para sacarlos. **No hagas de la comodidad y el confinamiento tu lugar permanente,** Dios estaba listo para sacarlos de Egipto mucho antes de que lo ellos pensaran, abriendo caminos nuevos mientras eran desintoxicados del confinamiento.

Es curioso como Moisés le dice al pueblo de Israel en Éxodo 14:13 "No temáis; estad firmes, y ved la salvación que Jehová hará hoy con vosotros; porque los egipcios que hoy habéis visto, nunca más para siempre los veréis". Al estar frente al mar mientras eran perseguidos por los egipcios, ellos pensaron que Dios los había llevado a morir, pensaron que era una trampa de Moisés para que llegaran a su fin, y aun cuando si fue una trampa, no se daban cuenta que ellos no eran la presa. Al final Dios los llevó a este punto para que vieran por última vez a sus enemigos. Hasta este punto, el pueblo de Israel era meramente fugitivo, pero Dios quería librarlos por completo y termina con todos aquellos que pudieran reclamarlos como suyos. Así lo hace Dios, los enemigos de las personas se habían ahogado, pero nunca se borraron de su mente, esos egipcios permanecieron en la memoria colectiva por muchos años más. **El mayor desafío no fue acabar con los enemigos reales del pueblo, sino con aquellos que habitaban en su mente.**

Deuteronomio 32:11 dice: "Como un águila que despierta su nidada, que revolotea sobre sus polluelos, extendió sus alas y los tomó, los llevó sobre su plumaje. (LBLA)". Dios se compara con un águila en su relación con sus polluelos, donde los ha criado en el nido por el tiempo necesario y me imagino que ellos se han tornado cómodos, se han acostumbrado al espacio del nido, que, aunque sea apretado, también es acogedor. El águila sabe que los polluelos fueron diseñados para mucho más que estar en un nido por el resto de sus vidas. En ellos existe una serie de habilidades que les permitirá volar alto, pero todo lo que conocen hasta este momento es el nido. Tú sabes que en tu interior puedes dar más. Cuando tu corazón es liberado de las ataduras pasadas, entenderás que tu llamado es para volar en nuevas alturas.

A medida el águila observa como las expectativas de los polluelos quedan atrapadas al muro de protección, empieza a ubicar espinas como señal de que la hora de moverse se acerca, así también Dios cuando nos conformamos a los lugares de comodidad empieza a causar incomodidad, ahora ese lugar es apretado e inconveniente. Muchas veces los polluelos se quejan, pero no entienden el mensaje y siguen en el nido de mala gana, aceptan que la vida es injusta, que ellos a pesar de no haber hecho nada malo reciben estos problemas. Se miran unos con otros buscando a quien echarle la culpa, haciendo cuentas quien habrá causado semejante cosa, *¿Cómo es posible que puedan arruinar algo tan hermoso como el nido?* - se dicen unos a otros. Cuando ellos pensaban que su situación estaba mal, no se imaginaban que vendría algo peor.

El águila al ver que los polluelos siendo diseñados para las alturas preferían perpetuamente el nido, decidió escalar la situación a medidas más fuertes, donde empieza a golpear el nido para sacar de ese letargo a sus polluelos. Aun cuando ellos inician en el nido, su futuro está en las alturas. Todos en diferentes momentos de nuestra vida hemos sentido el apego a la comodidad, y cuando encontramos circunstancias que vienen a interrumpir esa comodidad, la vemos como negativa al punto que le pedimos a Dios que la remueva de nuestras vidas, pero ¿qué sucede cuando es Dios mismo el que está induciendo esa incomodidad? No porque Dios es un Padre cruel que deja vernos sufrir, pero porque muchas veces no podemos ver más allá del entorno en el cual la vida nos ha propuesto.

No podemos ver por sobre el muro. El águila conoce que el golpear el nido representará que los polluelos serán expuestos a la caída libre y esa caída sacará su habilidad de poder volar. Es curioso que para ellos descubrir que deben ir hacia arriba su primera experiencia sea ir para abajo. En el proceso de capacitar tu corazón, encontrarás momentos de presión que son puestos para mostrarte algo que posees que no sabías que tenías.

Resistencia

Llevar el corazón al gimnasio es un proceso que toma tiempo, requiere compromiso para ver más allá del muro sin perder de vista las pequeñas acciones o repeticiones diarias que toma ver progreso. Cuando tú te ajustas a una rutina, la cual no tiene variaciones, no cambia, no progresa, eventualmente el cuerpo se va ajustando, buscando esa comodidad, y si tú le permites que la encuentre, empezarás a notar que los cambios van disminuyendo. Es un balance donde la repetición, que es la acción que produce un hábito, siempre debe ir ajustándose al cambio para seguir creciendo. A mayor resistencia mayor crecimiento.

Me comentaba un amigo que se dedica a ser entrenador personal en un gimnasio, de la importancia de la resistencia, me comentaba que todo ejercicio tiene un efecto positivo, la diferencia está en cuanto efecto causa después de terminar la sesión de ejercicio. Hacer ejercicios cardiovasculares o simplemente llamados *cardio,* benefician el cuerpo para construir la frecuencia, la duración e intensidad del corazón. Estos vienen siendo los ejercicios que más fácil se adoptan a la rutina de las personas, donde empiezan a caminar, correr, nadar, entre otros. Son sumamente beneficiosos, pero también son a los que más fácil se adopta a la comodidad el cuerpo, por eso es importante siempre ir cambiando, e inclusive confundiendo al cuerpo de sus expectativas para generar mayores cambios.

La primera vez que escuché ese concepto me pareció fascinante, pensé que, con el hecho de adoptar las acciones correctas inicialmente, sería suficiente. Pero para ver acelerar el cambio y producir resultados con mayor impacto dentro de la rutina, debía agregarse el elemento de realizar ejercicios donde la intención sea confundir los músculos. El lugar donde el músculo crea expectativas y piensan anticipar lo que será la acción por realizar, de pronto se vuelve un espacio donde es confrontado y su crecimiento se encuentra en su capacidad de navegar en medio de la confusión.

En Mateo 8:23-27 vemos como en una ocasión Jesús y los discípulos suben a una barca para dirigirse al otro lado del mar, en el camino Jesús decide tomar una siesta al mismo tiempo que una tormenta los golpea, esto no parece afectar el sueño de Jesús, pero si el estado de ánimo de los discípulos, al punto que ellos pierden de vista a Jesús para poner su mirada en la tormenta, y simplemente reaccionan a sus emociones en lugar de establecer sus convicciones. Su corazón es asaltado por lo externo en lugar de sentir el ejemplo de lo que acontecía muy profundo en la barca. Su salvación dormía.

Al leer la reacción de Jesús, noto que la tormenta no era el fin de su vida, sino un obstáculo que los llevaría a fortalecer su fe. La palabra que Jesús utiliza y se traduce para decirles hombres de poca fe, es *oligopistos* que se puede traducir como poca fe, fe débil o simplemente fe sorda. Siempre me ha sorprendido cómo reaccionó Jesús ante esta situación, porque al final, eran sus discípulos buscando ayuda del mismo Jesús, gritan en desesperación hasta despertarlo. ¿No es eso lo que nos han enseñado toda la vida? Cuando venga la tormenta ven a Jesús para que calme toda tempestad, ¿por qué entonces ellos se equivocan? La solución no era despertar a Jesús, la solución era mirar su ejemplo. Confiar en que lo llevaban adentro era más fuerte que cualquier caos externo, que las circunstancias que parecían negativas en realidad no eran contra ellos, sino para ellos. Su fe estaba en el gimnasio fortaleciéndose con cada golpe de las olas, ya en ellos estaba la respuesta para navegar hasta su destino, pero su corazón no pudo resistir el embate. **Como buenos pescadores, tenían dominio de la barca, pero Jesús los estaba entrenando para dominar el océano.**

El efecto de realizar ejercicios cardiovasculares según algunos estudios, es que después de terminar la sesión, el cuerpo sigue quemando calorías por las próximas 3-5 horas. Cuando realizas ejercicios de resistencia, los efectos en tu cuerpo es que seguirá quemando calorías por los próximos 3-5 días. Cuando decides romper con los límites establecidos y te lanzas a seguir desarrollando tu corazón, causa un efecto multiplicador a favor de tu vida.

Entender que el arte de navegar por medio de la confusión produce efectos magnificadores a largo plazo, donde tu corazón ya no se verá limitado a los confines dentro del muro de protección, sino que habrá una mirada distinta para enfrentar la vida.

Una torre da una perspectiva distinta, y esto puede ser de las cosas más poderosas que puede llegar a tener, porque cuando estás en el primer nivel, tienes un techo que te pone un límite de altura, pero cuando decides subir al segundo nivel, el techo del primer nivel se convierte en el piso del segundo nivel. La torre no cambia, pero mi perspectiva se eleva y ahora puedo caminar por encima de lo que antes me limitaba. Este es mi deseo para ti, que a medida que puedas desarrollar tu corazón, te permita generar la fuerza, la determinación de convertir los límites que te impedían seguir creciendo, en algo del pasado donde esas experiencias conquistadas te permitan caminar, ver desde un nuevo ángulo y así poder ir siendo guiado por el Espíritu Santo hasta tener una visión conforme a tu llamado en esta tierra.

Cuando Dios decide hablarle a Abraham en Génesis 13 acerca de la magnitud de los planes que él tenía para lo que eventualmente se tornaría en Israel, lo hace invitándolo primeramente a cambiar la dirección de su mirada, porque nuestra tendencia humana es ajustada dentro del límite de la realidad presente, y su fe requería poder ver más.

Una vez que lo invita a levantar su perspectiva, le pide que amplíe su panorama teniendo una visión de 360 grados, estableciendo Dios su compromiso con Abraham y dándole un sentido de pertenencia con una condición interesante, le dice que camine, que salga de su lugar de habitación y que explore la tierra que le dará. El límite de su herencia no lo pone Dios, lo pone la visión de Abraham. "Porque toda la tierra que ves, la daré a ti y a tu descendencia para siempre" (Génesis 13:15) Mientras él siguiera viendo, Dios se lo daría, al mismo tiempo, Dios no le daría donde Abraham no pudiera ver. Fue la visión de Abraham la que estableció el límite de su herencia en esa instancia. ¿Qué te detiene de poder ver más? En el diseño de Dios existe una torre por construir, que te permita ver más allá del cuidado del nido para poder anticipar los ataques del enemigo y contrarrestarlo efectivamente.

Así como una torre te ayuda a defenderte de cualquier posible ataque, también se vuelve una plataforma de lanzamiento, donde tu corazón como flecha puede alcanzar la meta que Dios ha inscrito en tu interior. Esta etapa habla de la realización de los sueños que rompen el *status quo*, donde desafían el orden establecido y pulverizan toda expectativa inexacta que haya acerca de tu corazón. No te quedes en la visión limitada del entorno inicial, donde el apego y la seguridad se pueden tornar contraproducentes, como un padre que trata a su hijo adulto como un niño pequeño, restringiendo la capacidad de madurar y determinar su futuro. No permitas que tu corazón se vuelve lento, sin fuerzas solamente por guardarlo en un cajón.

El da esfuerzo al cansado, y multiplica las fuerzas al que no tiene ningunas. Los muchachos se fatigan y se cansan, los jóvenes flaquean y caen; pero los que esperan a Jehová tendrán nuevas fuerzas; levantarán alas como las águilas; correrán, y no se cansarán; caminarán, y no se fatigarán.
Isaías 40:29-31

Dios suple combustible al que ha gastado su tanque por completo, hace abundar las fuerzas de aquel que ya desmaya. Esto habla de la recompensa del limitado esfuerzo humano que Dios, como buen Padre, tiene compasión, pero no deja de cansar el corazón del que busca esforzadamente. Pero existe otro tipo de persona que experimenta algo distinto ya que tiene movimiento, pero no experimenta el cansancio porque su corazón ha sido desafiado para ganar intensidad y resistencia. Esperar no es poner en pausa tu desarrollo, es avanzar con la confianza de que él ha preparado del camino, que tu corazón está en las manos correctas para ser lanzado a un futuro promisorio.

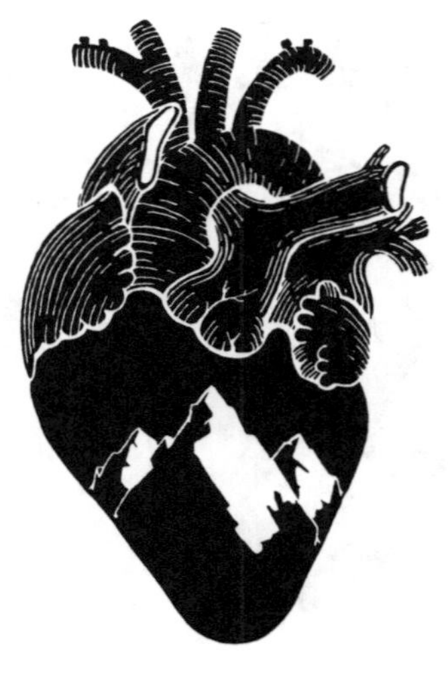

Termina fuerte

La meta final está a la vista, en el ambiente se puede sentir un aire de esperanza por haber logrado una de las hazañas más significativas de nuestra vida: el haber sacado el corazón de vivir una historia cualquiera a convertirlo en un guerrero logrando lo extraordinario. El tiempo de preparación ha sido exhaustivo, pero hoy vemos el fruto de ello, es probable que en el camino hayas dudado sobre si llegarías o no, pero ya te encuentras en la recta final.

En las carreras de relevos, donde 4 corredores se pasan la estafeta turnándose, tienen por costumbre utilizar como estrategia, iniciar la carrera con el segundo más rápido del equipo, luego el tercer más rápido, pasa el más lento y termina el más rápido. Iniciar la competencia es importante, terminar fuerte es determinante. Entiendo el alto grado de sacrificio que te ha tomado llegar hasta acá, en serio, te felicito. Mucha gente vive con el deseo de llevar su vida a algo más, pocos toman la acción de empezar y exponerse a la posibilidad de llegar o fracasar en el intento. Indiscutiblemente, tú lo has logrado. La lucha al inicio por acarrear el corazón ahora se ha tornado en la victoria impulsada por un corazón fuerte, vigoroso.

Los espectadores a simple vista asumen que tú corres solo, que has llegado hasta aquí por tus propios esfuerzos. Pero todo gran logro es el resultado de tener personas a nuestro alrededor que puedan llevarnos a una mejor versión de nuestro futuro. Es importante entender este principio que Dios establece, ya que la manzana por sí sola no se recoge, aun cuando tiene la semilla que asegura el futuro dentro de sí, necesita de una mano que le pueda facilitar el proceso.

Muchas personas viven creyendo que no tienen propósito en esta vida, hay otras que saben que tienen algo, pero no saben definir exactamente qué es y hay otro grupo que sabe lo que llevan adentro, pero no saben cómo activarlo en sus vidas. En sus esfuerzos naturales se desgastan tratando de realizar por sí solos lo que Dios dispuso que otros proveyeran para ellos. Tu futuro se encuentra dentro de ti, pero siempre hay otras personas que pueden llegar a ayudarte a encontrar esa llave que abra la caja donde ha sido guardado tu potencial.

Sinergia

Es la habilidad de dos partes separadas que se unen para crear una tercera fuerza mayor, la cual sería imposible de crear por sí solas. Por ejemplo, tú y yo somos productos de una sinergia, ya que Dios diseñó la vida humana para que se formara esa unión. En la vida es igual, especialmente con el corazón, ya que posee el potencial, pero en las asociaciones indicadas podrá expandir su capacidad de resistencia.

En Juan 15 leemos cómo funciona la dinámica entre Dios Padre, Jesús y nosotros. Jesús es la vida que sostiene la planta y nosotros las ramas de donde saldrán los frutos. Me gusta la descripción en inglés de lo que el Padre hace como *vinedresser,* que significa: aquel que viste a la viña. Es una conexión directa que tenemos con Jesús, ya que su savia es la que alimenta nuestro ser para poder llevar fruto. Esto significa que, al desconectarnos, esta savia deja de fluir en nosotros y empezamos un proceso de muerte.

El fruto igual, al ser cortado empieza a perder frescura hasta que eventualmente entra en estado de pudrición. Estar conectado con las cosas correctas y las personas indicadas, significa activar nuestro futuro. Entiendo que esto sea un riesgo, ya que por naturaleza confiamos en las personas, pero cuando estas son las equivocadas, en lugar de desarrollar nuestro futuro, se pueden volver en piedras de tropiezo para nuestro crecimiento.

A pesar de que tu corazón vea avances, no pierdas de vista que debes rodearte de personas que puedan ver más que tu apariencia física o tu realidad presente, ellas deben poder juzgar apropiadamente el potencial que llevas adentro.

El mismo Pablo habla de esto en Galatas 4, donde explica cómo un padre pone en las manos de maestros curadores a su hijo, para que sea entrenado hasta que este hijo esté listo para enfrentar su futuro. En realidad, la función de un maestro no es el traspaso de información, sino pulir, agregar herramientas que le ayuden al alumno a descubrir, desarrollar y explotar los dones que ya existen dentro de él.

En el caso de un curador, puede ser alguien que le ayude a manejar esas contribuciones que el maestro ha hecho. Hoy en día existe una gran cantidad de personas buscando información, lo cual es entendible y es hasta cierto punto necesario, pero como hemos hablado, la información no es suficiente. Necesitamos de personas que nos ayuden a desarrollar esa información para que se vuelva como una segunda naturaleza en nuestras vidas. Así como la manzana necesita ser tomada por alguien más para que su semilla sea sembrada, así también las flechas necesitan estar en las manos indicadas para ser lanzadas a su destino, ya que por sí solas las flechas lo único que saben hacer es caerse.

Estar en las manos de un valiente es saber que alguien entiende nuestro propósito y lo trata con el cuidado necesario para saber discernir la riqueza que lleva dentro de sí.

No caigas en la trampa de pensar que, al tener el corazón más desarrollado, significa que ya no necesitas de otras personas a tu alrededor. Si deseas estancarte, lo único que tienes que hacer es aislarte. Cuando reconoces tu necesidad de crecer y buscar ese destino, es probable que busques personas que te ayuden a alcanzarlo, como un interés temporal, pero para mantener tu corazón sano, siempre tendrás que trabajar en conectarte con personas que representen tu futuro o que puedan ayudarte a materializarlo.

En 1 Reyes 19:19-21 vemos la interacción de Elías con Eliseo, que se vuelve un momento determinante para Eliseo, ya que aquí su vida hace un giro completo. Eliseo se encuentra haciendo sus actividades diarias, probablemente las mismas que compartía con su familia, aun cuando era fiel a su trabajo, en su interior sabía que había algo más por lograr, de pronto su corazón había estado empujando a que tomara decisiones, pero no sabía cómo lograr ese cambio, faltaba un elemento que pudiera abrir ese propósito.

No sé cómo fue esa mañana para Eliseo, no sé si la noche anterior se acostó en su cama meditando en el momento indicado para hacer la transición a su verdadero sueño, de lo que si estoy seguro es de que, en su corazón, había una expectativa de que algo pronto vendría a sacarlo de su rutina. Veo a un Eliseo fiel a su trabajo, aun cuando su anhelo es algo más, él sigue siendo fiel a donde está. Su corazón está en el lugar correcto al mantener el balance entre lo que hace hoy y lo que podría hacer mañana, mucha gente pierde el enfoque de ser fiel donde están por poner sus expectativas y su corazón, en la siguiente fase de sus vidas, entiendo que esto pueda ser un enorme desafío, pero debes aprender a disfrutar cada etapa con la expectativa de que algo está a punto de suceder.

Elías identifica que existe un hombre con un potencial enorme listo para dar el siguiente paso, camina cerca de donde está este hombre y no le hace una proposición, le vende la idea o trata de convencerlo de que él representaba su futuro. Elías únicamente se acerca a Eliseo, le pone encima el manto, dándole una imagen de la posibilidad de vivir en su verdadero propósito, en Eliseo se activa algo, su corazón que ha anhelado por mucho tiempo, la hora de su futuro ha llegado, a pesar de no estar familiarizado con Elías, reconoce que lo que ha buscado, está conectado al hombre del manto.

Eliseo sabe lo que esto significa, e inmediatamente deja a un lado los bueyes y se lanza a su destino. Cuando tu inviertes en prepararte para el futuro, tendrás los ojos abiertos a la oportunidad que Dios ha preparado para ti, por el contrario, el no tener tu corazón entrenado y tus ojos abiertos podría representar que las oportunidades vengan y no puedas identificarlas como tal. La oportunidad vino como un momento temporal de lo que podría convertirse en tu diario vivir. Son en momentos como estos en los que tienes que prestar mucha atención a lo que Dios está depositando en tu corazón, porque son indicativos de que algo está a punto de tomar lugar. Abre tu corazón a poder aceptar que existen personas específicas que contienen la llave para abrir tu destino, y lo peor que puedes hacer es aislarte de la posibilidad de poder trabajar con alguien más.

El enemigo toma ventaja en el aislamiento, cuando vemos a Goliath en 1 Sam. 17, aparece como un paladín intimidando al pueblo de Israel, aun cuando su contextura y accesorios tuvieran un efecto fuerte, en la mente de los soldados hebreos, es la estrategia del gigante lo que causa mayor impacto. Y añadió el filisteo: "Hoy yo he desafiado al campamento de Israel; dadme un hombre que pelee conmigo". (1 Samuel 17:10) Es de conocimiento general que esta haya sido una de las maneras de cómo se resolvían los conflictos en el mundo antiguo, pero Goliath sabía que tendría una evidente ventaja al aislar a su contrincante y así fue. Llega David al campo de batalla y se sorprende de lo bien que ha funcionado la estrategia de Goliath hasta este momento, toma la determinación de concluir este conflicto, ya que por 40 días han estado en una guerra de palabras donde el gigante plenamente ha dominado la acción, así que David confronta a Goliath con las palabras correctas, sabiendo que Dios estaba con él, de pronto la intimidación del paladín se vuelve pequeña y el verdadero gigante aparece para vencer. ¡No permitas aislarte!

Con esto no digo que solo debas buscar personas que sean exactamente tengan las mismas habilidades o maneras ver las cosas, al contrario, que puedas levantar tu mirada y ver la riqueza que existe en la diversidad, y como esto viene a enriquecer tu corazón para el futuro. La naturaleza nos regala grandes ejemplos de relaciones simbióticas o mutualistas, en las que a simple vista no pensarías que dos especies tan distintas pudieran trabajar juntas, o que existiese un beneficio mutuo al unir capacidades.

Un ejemplo que siempre me ha gustado es el del ave picabueyes con animales como las cebras o los rinocerontes, donde el ave se alimenta de las garrapatas que hacen su nidada en los mamíferos, que por su contextura no pueden quitárselas de encima por si solos, al mismo tiempo el ave hace un sonido muy particular cuando nota que hay un depredador cerca, anunciándolo a la cebra o rinoceronte. Estos dos animales son completamente distintos con diferentes intereses, pero reconocen que se necesitan el uno del otro, trabajan juntos porque el beneficio de uno es el alivio del otro.

Es muy fácil asociarnos a personas con fines en común, agregándonos a grupos o chats donde podemos conocer otras personas con las que podemos compartir intereses, esto es básico para el desarrollo pleno del humano, pero no nos podemos detener allí. Puedes experimentar un enorme crecimiento uniendo esfuerzos con otros que no necesariamente sean similares a ti.

La meta final

Espero que durante este proceso de poder aprender a reconocer que dentro de ti hay mucho más de lo que has visto y conocido, que los impulsos que te hacen despertar del letargo en el que la vida desea mantenerte, puedan ser escuchados, reconocidos y alineados. Que, dentro del mundo de asaltantes, reformadores del corazón, puedas aprender a ubicar cada cosa en su lugar, que las herramientas no se vuelvan el timón de tu vida, pero que cumplan el propósito de abrirle camino a tu don, que la visión que tengas puedas tener la capacidad de traducirla en acuerdo a lo que Dios ha diseñado para ti.

Cuando puedas ver con mayor claridad las piezas del rompecabezas y cómo se van ajustando a la imagen de la caja, sepas que tu corazón día con día se va volviendo más fuerte al punto que te podrá llevar a la siguiente meta. Mantener el corazón en forma no es cuestión de prepararte para una carrera, se tendrá que convertir en parte de tu vida. Hoy has llegado a la finalización de una meta, me gustaría que puedas celebrar la conclusión de un proceso para renovar la visión y poder seguir creciendo.

Dios sigue hablando y tú debes seguir afinando ese oído para que la llama de la pasión siga llevándote a mayores destinos. Has cruzado la meta y puedes ver todo lo que has podido recorrer. Los temores del inicio han quedado olvidados en el pavimento que cruzaste y hoy tienes todo para subir al podio y coronarte como un campeón. No es cosa pequeña el salir del bote y caminar sobre las aguas, pero es tomar la acción de que existe un océano de posibilidades que al principio puedan intimidarte, pero enfocar tu mirada en aquel que te invita diciendo: Ven.

Definitivamente el corazón no registra el tiempo en años sino en momentos, espero este tiempo haya servido de inspiración y desafió para ver más, creer más, aprender a realizar los cambios a tiempo, aprender a soltar lo innecesario, a no aferrarte a las cosas temporales, para darle espacio a lo permanente.

La vida es más que el trabajo, ocupaciones y responsabilidades, te invito a que puedas seguir tomando el tiempo de poder invertir en las cosas que no estás viendo todavía pero que son una posibilidad, que al tener una semilla depositada en el lugar correcto, puedas proteger, alimentar el futuro que eventualmente terminará alimentándote a ti, que una vez haya terminado y puedas sostener el fruto en tu mano, puedas saber que su forma inicial no es su forma final, para poder transformarlo en una mejor versión de si, para que en el momento indicado sea expuesto a un horizonte de posibilidades con la perspectiva adecuada y que tu corazón pueda llevarte a pegarle al blanco de tu plenitud.

¡Qué nada te detenga!

www.ingramcontent.com/pod-product-compliance
Lightning Source LLC
Chambersburg PA
CBHW070844250726
48662CB00003B/1360